解密中医密码

阴阳游

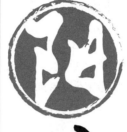

徐安龙 主编

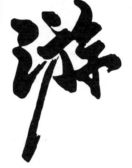

全国百佳图书出版单位
中国中医药出版社
·北 京·

图书在版编目（CIP）数据

阴阳游：解密中医密码 / 徐安龙主编 . — 北京：
中国中医药出版社，2024.1（2024.4重印）
ISBN 978-7-5132-8267-3

Ⅰ . ①阴… Ⅱ . ①徐… Ⅲ . ①中医学—基本知识
Ⅳ . ① R2

中国国家版本馆 CIP 数据核字（2023）第 116501 号

融合出版说明

本书为融合出版物，微信扫描右侧二维码，关注"悦医家中医书院"
微信公众号，即可访问相关数字化资源和服务。

中国中医药出版社出版
北京经济技术开发区科创十三街 31 号院二区 8 号楼
邮政编码　100176
传真　010 – 64405721
北京盛通印刷股份有限公司印刷
各地新华书店经销

开本 710 × 1000　1/16　印张 14.25　字数 190 千字
2024 年 1 月第 1 版　2024 年 4 月第 3 次印刷
书号　ISBN 978-7-5132-8267-3

定价　99.00 元
网址　www.cptcm.com

服 务 热 线　010 – 64405510
购 书 热 线　010 – 89535836
维 权 打 假　010 – 64405753

微信服务号　zgzyycbs
微商城网址　https://kdt.im/LIdUGr
官 方 微 博　http://e.weibo.com/cptcm
天猫旗舰店网址　https://zgzyycbs.tmall.com

如有印装质量问题请与本社出版部联系（010 – 64405510）

献给所有在传统医学的世界中探索健康秘诀的人

《阴阳游：解密中医密码》编委会

主　编　徐安龙

编　委　罗伯特·辛诺特（Robert Sinnott）

　　　　王乐鹏（Lepeng Wang）

　　　　田俊强（Jeremy Tian）

　　　　泰德·斯派克（Ted Spiker）

　　　　陈晓洲（Xiaozhou Chen）

插　图　纳迪娅·陈（Illustrations by Nadia Chen）

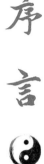

许多人都爱讲生命如山。比如，生命的旅程犹如登山；征途漫漫，一步一个脚印方得始终；要实现目标，我们就得勇攀高峰。

于我而言，山不是生命的比喻，而是生命的全部。20多年来，我的任务一直都是以最快的速度从山上滑下去。

作为一名职业滑雪运动员，我也算得上荣誉无数，共取得了82场世界杯比赛的胜利，还赢得3枚奥运会金牌。想必你也知道，要在赛场上脱颖而出就得付出代价，尤其是这样的体育比赛——你得在没有任何保护的情况下从山坡俯冲而下。而9根骨头骨折和受损部位无数次的手术就是我付出的代价。

对于许多损伤，我都依靠西医先进的技术来修复受伤的身体。没有医生的帮助，我不可能在职业生涯上走得如此之远、如此成功。不过，作为在世界各地比赛的选手，我也见证了传统医学显著的疗效，并对其重要作用深感敬佩。特别是中医，以其全面的治疗方法和对人体充满艺术性的认知而在历史长河中显得尤为耀眼。

为了缓解伤痛，让身体恢复到巅峰状态，我尝试过很多方法，试图找到最有效的疗法，而理疗师向我推荐了许多世界级运动员都在采用的中医疗法。

不少中医疗法对我的康复起到了巨大作用。我最常使用的有两种，虽然从我固有的西医学思维对其理解起

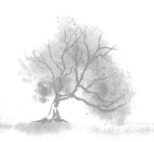

来十分困难，但它们的疗效却引起了我的兴趣。

- **针灸**：将细小的针小心翼翼地刺入身体，刺激体内经络，疏通气机（气在中医学里意为生命力）。
- **拔罐**：通过燃烧排出罐内空气，使罐体附于体表，从而缓解炎症。在西方，这种方法被奥运冠军迈克尔·菲尔普斯带火了，你还记得他皮肤上偌大的红色圆圈吗？我身上也有，但都被滑雪服遮住了。

无论你是奥运会选手还是为生活奔波，身体都需要通过不同形式的理疗来保持正常运转，或者得到修复，这就是我的心得。对我来说，先进的西医结合传统的中医是最有效的方法。正因如此，我非常欣赏《阴阳游》一书。让我们抛开中西医之间的较量，开始思考如何通过中西医的结合来促进健康。

当然，不一定非要你的主要使命是以时速 160 公里从山顶呼啸而下，才能体验它的好处。

生命之旅需要不同的速度来完成，有时是一场障碍赛，有时也需要攀登高峰（不能乘坐雪场缆车的情况下）。要找到最佳状态，明智的做法是不局限于用唯一的方法来疗愈、调理、强化机体。

《阴阳游》一书能让你大开眼界，探索不一样的健康之道。无论你想征服的是哪座大山，这些方法都可以为你的登顶助力无穷。

林赛·沃恩（Lindsey Vonn）

2021 年 7 月

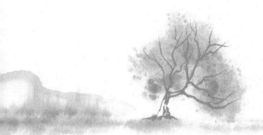

目录

微信扫描二维码
获取精彩数字资源

- 畅听有声版本
- 线上中医课堂
- 中医趣味测试
- 悦读·养生圈

◉ 引言 /1

◉ 东方与西方 /11

揭开神秘面纱 /13

中医的核心思想教会我们整体地看待身体与健康

东西方对比 /21

理解两种医学思维的差别，才能更好地融合利用它们

东西方结合 /33

为什么将来医学应该同时运用东西方两种方式来促进健康、延长寿命

◉ 东方精髓 /43

迷你医学院 /45

了解中医体系三大支柱，助你保障养生一臂之力

中医辨证治疗的玄机 /62

中医是如何因人而异地进行诊断和治疗的

饮食的阴阳 /78

用厨房中的智慧重新打造你的食谱，平衡饮食，守护健康

中医可以解决的主要问题 /91

享受性爱的每分每秒 /93

睡眠之痛 /100

肠胃不适 /108

何以解忧 /115

免疫卫兵 /122

美容之道 /128

累瘫了？来补充能量吧 /136

中医治疗指南 /143

动起来 /145

腰痛 /145
颈肩疼痛 /147
关节疼痛、关节炎 /148
痛风 /149
肌肉疼痛（纤维肌痛综合征） /150

源头？就在头部 /151

头痛 /151
颞下颌关节紊乱（下颌疼痛） /154
耳鸣、听力损伤 /155

面子问题 /158

湿疹 /158
痤疮 /159
银屑病 /160

你的每一次呼吸 /162

咳嗽 /163

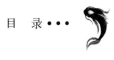

哮喘 /164

喉咙痛 /165

过敏性鼻炎 /166

"下水道" /167

胃灼热 /168

消化不良 /168

痔疮 /169

难言之隐 /172

前列腺增生 /172

膀胱过度活动 /173

阳痿 /174

女士们的烦恼 /177

经前综合征和痛经 /177

子宫内膜异位症与子宫肌瘤 /178

更年期 /180

不孕 /181

但说真的 /183

肥胖 /183

糖尿病 /185

冠心病与动脉粥样硬化 /186

高血压 /188

痴呆（含阿尔茨海默病） /189

附录 /193

附录1：食谱 /195

附录2：五行元素备忘录 /216

致谢 /218

引言

古代医学的成就

○　○　○

读完下面的文字需要一些时间。你也可以用这段时间完成其他事情，比如刷个微博，给爱人发个"在干嘛呢"，去音乐 app 上换首歌，点开链接看看鳄梨酱的 27 种最佳做法，甚至抽出几秒钟录个燃脂热舞操在抖音上打卡。

科技改变了我们阅读、交流、思考、互动和生活的习惯。我们每天都在使用这些奇妙的工具，享受它们带来的服务，但我们也时常渴望身边能有些不那么高科技的东西——和真人讲话，而不是和人工智能语音助手；凝视某个人的眼睛，而不是看表情包；和朋友拥抱，而不只是给这位高中老铁的图片点赞，来证明你喜欢他家的樱桃芝士蛋糕食谱或小泰迪。

虽然先进的小装备神奇无比，但我们对于传统智慧仍有信心。那么，如果把这一观点放到医学上呢？我们能否从新旧两种理念中获得启迪？

数百年来，从手术工具到诊断仪器，从抗生素到挽救生命的药物，从尖端研究到难以置信的可能延长寿命的技术，西医学在方方面面都取得了非常了不起的进步。正因有了科技创新，我们才能让生命更长久，让生活更多彩。

虽然西医学取得了巨大飞跃，但它确实存在一些局限性。

最近，哈里斯民调结果显示，只有 17% 的美国人认为自己非常健康。

我们中有相当多的人饱受疲劳、疼痛等一系列问题的困扰。你要么感觉自己很健康，要么不健康，不会有介于两者之间的状态。别人要给你加碗肉汤，你会说"我已经差不多饱了"，但是如果他们问起你的健康状况，你肯定不会这么说。差别在哪里？

同样的，科技让我们惊艳，但它无法满足人类对更深层次人际关系的基本需求。现代西方医学不也如此吗？它缺失了什么？

在人类健康方面，也许我们不应总是展望未来，而应该去探寻历史给我们留下了什么。

我们与疾病做斗争的过去浓缩在了有 5000 年历史之久的中医学或其他传统医学之中。常见疾病（头痛、疲劳、失眠、焦虑）已经存在了几千年，所以如果非说治疗方法是 20 世纪才出现的就是无稽之谈了。

要探索中医学如何弥补先进得让人"惊掉下巴"的西医学的缺陷，现在就是最佳时机（如果刚才张嘴惊叹时下巴疼，可以试试正骨或针灸）。为什么呢？

首先，曾经提到中医学这种"落后的"治疗方法，受过西医学训练的医生多少会感到尴尬，但他们如今开始尊重传统，有的还要重振中医。

其次，对你来说可能正当其时。当然，如果你已经找到了一个完美的西医方案，那你就不用继续寻找了。但如果你只剩下负能量，那就来了解下中医吧。

想想自己是否即使手机就在手边也非常渴望与人交往？这就是为什么要了解中医。不是要你放弃手机（西医），而是思考如果不寻求其他方法（中医）来调理身体，那你会失去什么。

这是个残酷的真相，如果你在读这本书，那你大概率不属于那 17% 自我感觉非常健康的人。那么，学习千百年来都行之有效的治疗方法不就很有意义吗？

诚然，中医学以古代的研究发现为基础，但不等于这些方法早已过时。

实际上，那些时时困扰着你，还没办法治愈的疾病，比如疲劳、肠胃不适、抑郁，甚至更严重的情况，在中医里都可以找到解决之道。中医还为我们开辟了许许多多有效的治疗途径，带领我们探索如何延年益寿，缓解疼痛，达到身体整体平衡和健康，从而提升生活质量。

不过，开始之前我们得说清楚，这不是一场"中医或西医"的辩论，而是论述"中医与西医"的结合。

这才是阴阳平衡的精髓——平衡和谐，相辅相成。

《阴阳游》一书阐述了如何以中医之长补西医之短，从而帮助我们进入充满活力的最佳状态。

＊ ＊ ＊ ＊ ＊

本书的目的绝非制造中西医之间的矛盾。相反，我们希望通过此书在中西医之间架起互通的桥梁。两种方法各有所长，保留优势、摒弃无效之法，我们才能释放更多可能性，来服务更广泛的群体，降低医疗成本，提升身体健康。

在这本书中，你无需摒弃个人信仰，打破自身实践，就能学会融合两种理念。我们也希望借此消除中西医隔阂，促进中医和西医从业者之间合作。

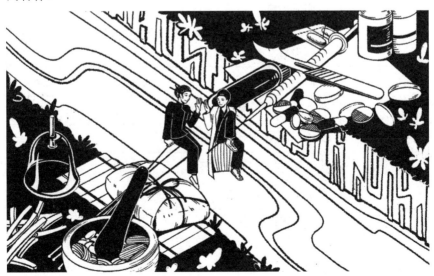

那么，就让我们从"气"开始，激发你对中医学的思考。

气是一种流经身体的生命力，也是中医学的核心内容，人类许多问题都与气的运动相关。虽然它在中医学里是个抽象的概念，但是已经有人开始对气进行量化，或许这样你就能评估自己是否气虚。

来做个小测试，一起初探中医学原理，快速了解何为卫气（卫气这一具体的气在中医概念中相当于免疫力）。

你是否卫气不足？

回答下列问题，5 个问题都是单选。把得分相加，如果总分大于或等于 100，那你很有可能卫气不足（表 1 改编自《成年人卫气虚病症的诊断风险评分表开发与验证》，已获得许可）。

表 1　卫气自测题

身体 / 生活	状况	分数
舌	舌淡红，苔薄白，大小正常	0
	舌淡白，大小正常，两侧无齿痕	41
	舌淡白，舌体略微偏大，仅舌尖和两侧局部有明显齿痕	81
	舌淡白，舌体明显偏大，整个舌尖和两侧有明显齿痕	> 100
声（2 米远处讲话）	清晰洪亮	0
	能听见，能听懂，但声音偏弱	10
	较轻，需集中注意才能听懂	20
	能听见，但需要重复说明	30
	听不见，不能听懂	41
过去两个月内，你得过几次感冒	没有感冒或流感	0
	1 次	28
	两次及以上	> 100

	不会不自主地出汗，只有剧烈运动后才出汗	0
有多容易出汗	日常运动后会出汗	5
	日常运动后出很多汗	10
	散步等轻微运动后出汗	15
	不自主地出汗	20
	不怕风，不怕冷	0
	怕风	11
是否怕风怕冷	怕冷，但加件薄衣服能缓解	21
	怕风又怕冷（加件薄衣服能缓解），或者吹风受凉后容易感冒	32
	怕冷（只有穿上罩住全身的厚衣服才能缓解），或者吹风受凉后非常容易感冒	53

　　成绩如何？无论得了多少分，你都可以把这个得分当作评估健康的工具，看看是否有进步（当然，血压、胆固醇、腰围和每周吃了多少薯条也都是衡量整体健康不错的指标）。别忘了，我们不是要证明中医能打败西医，也不是说卫气测试就能代替血液免疫球蛋白、白细胞和其他免疫指标。但它可以作为西医的补充，尤其是在没有明确解决方法的慢性疾病方面。

　　相信你能秉持着开放的态度来看待中西医结合。那现在就让我们走进中医，探索中西医的异同。

＊ ＊ ＊ ＊ ＊

　　首先，我们来看看西方人对中医的三种普遍认知，并且进行中医的"阐述"。

　　西方观点：中医缺乏统一的药方，靠不住。

　　《阴阳游》观点：中医能开出有效的药方。

　　中西医最大的不同在于医患关系。就中医而言，医生和患者不是专家和门外汉的关系，医生做的不止开药方。

中医的医患关系如同私人厨师和用餐者。拿厨师来说，他们拥有专业的知识，充分掌握数十种主要食材（及搭配），能够创造出无数种不同的口味。但这位厨师要做的并不是为宴会批量提供 500 盘意面，而是与用餐者建立起特殊的关系。

可以这样想，西医知道怎样烹饪意大利面，而且能批量生产，满足大多数客户。给每个人都提供同样的菜肴总体上能带来较高的成功率，但这样的意面是最美味的吗？能让你口留余香吗？未必。

中医知道怎样做出同样的菜肴，但也会增补香料、香草等新配料，引入创新的方法，因为厨师非常了解自己食客的喜好。此外，这位厨师对各种配料和烹饪技术如数家珍，能够按照每位用餐者的偏好烹饪出独特的菜肴。

同样，中医对每位患者及其病情了如指掌，并且能够结合专业知识和个人经验提供个性化的治疗方法。从设计理念上来说，西药在大多数人身上能奏效，但未必适用于所有人（事实上，在现有的近 5000 种药物中，没有哪一种能保证 100% 的有效率）。

本质上，中医运用个性化的治疗方案，根据不同的需求将各种工具（中药、针灸、食疗、理疗等）进行混搭。如果相同的疾病发生在不同的人身上，治疗方法也会截然不同（中医称之为"辨证"）。中医认为即便诊断为相同的疾病，每个患者的证候也是不一样的。

中医的意义在于让医生为你定制"菜肴"，这种个性化的方法让个体或患者站在诊疗"舞台"中央。

西方观点：中医理念很抽象，是神秘主义和迷信的产物。

《阴阳游》观点：中医理念植根于中国古代的生命哲学。

当听到中医代代相传，践行着同样的行医方式，你很容易对它嗤之以鼻，并将中医归为"陈旧"和"停滞不前"之列（如果你这样说某位脾气古怪的邻居，或许不假；但如果这样来描述中医，就大错特错了）。

古代思想家认为人体、自然和宇宙相互作用，中医就起源于这些理念。因此，中医"大厨"能够利用大自然的工具做出符合你口味的菜肴——自然界的馈赠就是疗愈的关键。

将身体看作一个宇宙并不算标新立异。神经元就像恒星，心脏就像太阳，其他器官和部位就像行星和卫星。这个宇宙多么深邃，如此鲜活，如此能干，那些不可思议的系统和功能支撑着你的生命。

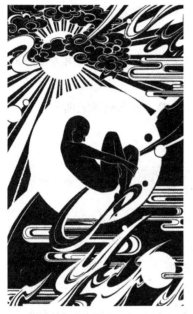

中医始终认为，人体是宇宙的缩影，它根据日月反射到地球的能量来运行。这种能量对不同器官或系统产生不同的影响，并通过阴阳来达到平衡。所以，中医根据个体、季节和时间的差异来治疗。

推而广之，中医将人体自身功能置于自然和宇宙的节律中进行考查。身体有自己的节奏和周期（如作息规律、月经，或喝完咖啡就会特别想去厕所），同时也跟随环境变化——如四季、气候类型、地球绕着太阳的周期运动，不一而足。

中医认为人体器官及其功能反映了宇宙的变化，这就意味着环境在诊疗实践中是至关重要的考量因素，具体而言就是根据季节、时间、气候、地理位置的不同而调整治疗方法。

中医相信个人是自然不可分割的部分，这是核心理念。古代医学家通过对自然的仔细观察，在对外部环境和人体的认知上找到了统一的结构。五千多年来，中医在实践中不断总结经验，才形成了如今博大精深的中医学诊断和治疗体系。

相比之下，西医旨在用精准的外科手术，以火箭般的速度让我们立刻恢复健康。这固然非常棒！但我们人体的花园需要照料，作物需要耕耘。根植于农业文明的中国古代哲学强调"天人相应"，来维持两者的和谐统一（欲知详情可阅读"东方西方对比"一章）。这也是为什么中医秉持金木水火土的五行学说。深奥的中医体系既复杂又有序，包含了"非友即敌"的关系。

在农业社会中，只有在环境和人体基本物质的能量之间建立联系，才能实现族群的生生不息。这其中许多理念都已经过长达几个世纪的考验，带给我们诸多启迪，促使我们从人体的生物学边界之外来思考个体健康。

在我们注重保护外在环境的当下，为什么不考虑用一种更为温和的方式来关爱内在世界呢？这种思维方式引导我们将身体想象成流动的存在，而不是简单地认为身体由孤立的部位构成。本书阐述的所有疗法、技巧和术语便体现了这一原则。

你身上的迷你人体

中医的独到之处在于阐释了人体部位的对应关系，比如耳朵和舌头这些小器官上一些地方代表了整个身体的健康状态。

按摩这些区域能够刺激身体的相应部位，在阅读这本书的过程中，你将了解如何通过刺激小地方来调理大部位。

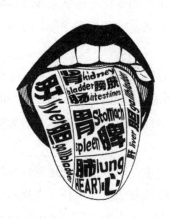

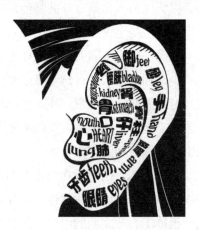

＊ ＊ ＊ ＊ ＊

我们将带你踏上中医探索之旅，带你体验全新的思维方式。希望你能以开放的心态拥抱新的方法，以增进健康，获得力量，更加长寿。这段旅程是什么样呢？

第一部分：了解中医的框架。这部分内容将帮你理清中西医的差异，以及中西医如何互补来增进健康（这点更为重要）。你还将接触到全新的概念，比如气（即生命能量）及承载着气的脏腑，了解五行及其与五脏之气的关系，以及为什么肾主生殖、脾主运化、胃主受纳等。

第二部分：介绍具体的中医治疗方法，包括常用的调理方法和食疗，以及其中最基本的中医原理和思想。

第三部分：我们将深入探讨对西医来说最棘手的一些问题，包括疲劳、失眠、感冒、抑郁、性欲低下、皮肤保养和常见的胃肠疾病，并讲解如何预防和调理。你还能了解到为什么这些疾病难以治愈，为什么学习中医思想能帮助你提高生活质量，改善身心健康。

第四部分：这部分内容以百科全书的方式进行呈现，方便翻阅，帮助你轻松找到针对各种疼痛或病症的中医治疗方法，快速了解中医如何治疗急性和慢性疾病。

《阴阳游》一书将为你带来文学和科学的双重感受及独特体验。这是前所未有的文学与科学的强强联合，共同架起中西医融合互通的桥梁。

本书创作团队

北京中医药大学——全球最负盛名的中医药学术机构，在中国和世界其他地区共有超过 1.5 万名学生，在北京等 5 个国内城市共有 8 家医院，并在德国、俄罗斯、澳大利亚和美国设有 4 个中医中心。北京中医药大学校长徐安龙博士和王乐鹏副教授所领衔的团队，为这本开创性的著作作出了重要贡献。

优莎纳（USANA）健康科学公司——国际公认的高质量科学营养

补充剂和健康品制造商，公司领导包括科研创新领域首屈一指的行业精英，如首席科学家罗伯特·辛诺特（Robert Sinnott）博士，新产品研发总监、医学博士田俊强（Jeremy Tian），营养研发执行总监、医学博士、公共卫生硕士罗兰多·马德拉（Rolando Maddela）。

《哈佛商业评论》指出，美国和其他大部分发达国家的医疗状况不理想。虽然这些国家在医学方面取得了重大进步，但由于成本、低效、失误等原因导致医疗发展仍旧困难重重。

我们在赞赏西医取得巨大进步的同时，也看到其存在的诸多问题。我们是否想过要解决由来已久的问题，方法其实近在咫尺？西医有自己的优势所在，但我们最常见的疾病仍在发生。而传统疗法历经数千年的尝试甚至试错，在许多国家都经常被用来治疗常见疾病。我们的目标就是找到中西医之间的平衡点，促进整体健康。

两个医学世界的融合依然遥远，改变需要时间。也许这是因为气和阴阳的概念过于深奥，超出了实验科学的范围。虽然西医具有"综合医学"领域的优势，但在药物研发选择成分及化合物的过程中很少从宏观入手，这严重制约了西医解决疾病治疗的能力。

我们希望这本书不仅能帮助你深入了解中医，更能为你打开一扇门——

- 从全新的角度认识健康和身体。
- 探索如何解决那些困扰着你的问题。
- 学到知识，在探索自然和宇宙的过程中获得力量。
- 补精气，固脏腑。
- 感觉更舒适，更有力，更长寿。
- 树立整体观。
- 找到自己的阴阳，并懂得如何平衡。
- 找到自己！

东方与西方

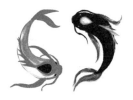

扫码获取数字资源

揭开神秘面纱

中医的核心思想教会我们整体地看待身体与健康

○ ○ ○

生活中，我们似乎热衷于神秘事物。比如喜欢阅读侦探悬疑小说，一口气看完数十集悬疑网剧；见到变魔术、玩戏法的，刷到抖音搞怪视频，或者看见用蛋糕做的马克杯或树干竟能以假乱真，都不禁会揣摩他们是怎么做到的。

未解之谜总能勾起我们的好奇心，刺激我们的感官，撩动我们不断求索的天性，给予我们精神的满足。

不过当说到健康这个话题，无论我们多喜欢神秘事物，也无法忍受视频播放到一半碰到缓冲那种吊胃口的感觉。

原因很简单。当我们不知道身体到底怎么了，无论是得了重病还是身体有一点小的响动（"为什么我的肚子会发出像小船引擎一样的声音"），都会坐立不安。我们会惧怕（或选择忽视）这些医学和健康谜团——充满未知的世界着实可怕。

或许这就是西方对于中医总体持保留态度的原因之一。

大多数人仍旧认为中医是神秘的。在健康问题上走另外一条医学道路，未必令人振奋，人们也未必感兴趣，反而容易担忧畏惧、心神不宁。毕竟，如果生了皮疹奇痒难耐，或疼痛不止、伤势严重，或身体出现反常的症状，没人想要接受不了解的疗法。不如遵循我们对健康、医药和诊治已有的认知，这样做更容易，更叫人放心。这条道路从各方面来讲对我们都大有裨益，我们已受益于西医超越想象的突破性发展及不断创新的治疗方法。

因此，《阴阳游》的任务是揭开中医世界神秘的面纱，帮助大家摸索出中西合璧、相辅相成的道路，就像阴阳需要调和那样，而不是以之取代西医的思想和方法。

正如引言所述，中医已传承千年之久，诸多防治疾病的技术方法，如中药方剂、针推手法，以及太极等运动方式都久经考验，它从整体出发关注全身的康健和长寿。

通过这本书，你可以了解到许多中医概念，比如中医所说的"气"，天地万物对身体的辅助作用。我们首先会探索中医的核心理念及实践，借助中医的思想智慧和治疗方法更好地倾听身体的感受，拥抱健康生活，焕发青春活力。

就让我们一起来看看中医能给予我们哪些指引吧。

原则一：学会平衡

体操运动、马戏团表演，甚至小松鼠在树上跳跃，都需要很强的平衡感，但平衡感不应该只是他们需要掌握的本领。如今"平衡"已经成为一大热词，代表了健康轻松的生活方式。所谓"饮食均衡""努力平衡工作和生活""平衡开支"都是有道理的。饮食、睡眠、工作，任何事物过量或不足时都会带来问题。就像是跷跷板，它会天然地倾向于中间位置——过高过低都不行。

西医与中医在理念上不尽相同，但不是说西医摈弃平衡观念，西医只是没有对其深究而已。西医针对具体问题给出准确的治疗方案，精准打击。比如高血压的治疗只有一个目的，就是降血压。而中医把高血压看作肝肾阴虚所导致的阳亢，相应的治疗方法就是滋补肝肾，帮助身体恢复平衡。

中医的主要理论之一阐述了阴阳作为对立互补的两种力量，相互作用，相互平衡。阴平阳秘才是真正和谐的状态。这种观念也存在于现代科学，比如物理学讲的正负电荷、作用力和反作用力。我们常说的"异性相吸"也是这个道理。

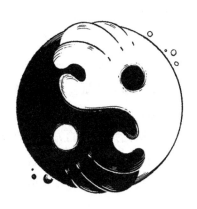

从中国传统文化的角度来讲，阴阳代表了各种对立——男与女、正与负、强与弱、精神与物质、喜与忧、日出与日落。放在医学上也说得通，中医把万事万物分为两类——内与外、腹部与腰部、外感与内伤。而恢复平衡则是治疗的基石。

人体的运行好似阴阳二者翩翩起舞。尽管表演时这两位舞者朝着不同方向运动，一前一后，一左一右，但他们的动作仍然是整体协调一致的。若配合得好，他们能相辅相成，表演流畅，舞姿优美。若配合不好，就会显得笨拙混乱，不堪入目。身体也是如此，当两个相对的力量跟着节奏协调共舞时，身体就会更加从容。

当我们认为人体所有的器官是相互联系的，就能明白其中含义。这意味着疾病的影响会遍及全身。对一个系统有利的也有益于另一个系统，反之亦然。故而中医的关键是疗愈全身，而不单单针对一个器官或病症进行治疗。

那中医学有怎样的阴阳观呢？中医学的治疗思路和方法充分考虑全身状况和阴阳这两种生命力量，而非孤立地看待问题。人体不是各种器官、组织和系统的拼凑集合，而是一个整体。中医学的治疗手段始终追求让全身的内在生命力量去推动身体的平衡。

阴阳这一概念在中医学体系中堪称基石，任何事物都有阴阳之分。与现代西方医学截然不同的是，它包罗万象，形成了对身体机理的整体理论。中医认为人体不仅是由孤立的细胞、组织、器官和系统组成的，而且还是一个阴阳动态协调的整体。其实，回顾古老的西方医学之父——希波克拉底的著作，他其实也像中医一样描述生命。所不同的是，他用

"水"和"火"代替"阴"和"阳"，但思想的本质是基本一致的。

与西医使用的术语有所不同，中医通常会将某种疾病命名为"证"。在中医看来，身体上任何一个部位出现问题，都会在全身多个部位综合地表现出来。"证"就是人体正常生理或病理情况下，身体生命活力现象的综合表现或状态。

中医治疗患者的方式正是基于这一独特的整体原则。例如，在手腕附近的穴位（即内关穴）揉捏几分钟，有助于缓解头痛、性欲低下、腹泻和痔疮等一些看似无关的症状，而这往往会让那些试图一探究竟的西医摸不着头脑。

❀ 原则二：生命的动力

随堂小测试：你认为身体的核心是什么？有些人会说是大脑，而青春萌动的男孩可能会有不同答案，还有一些人可能会脱口而出："是心

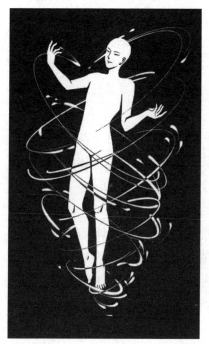

脏！"如果你是在上西医解剖课，这个回答当然无懈可击。毕竟，是心脏的跳动和泵血维持了我们的生命。从许多角度来看，心脏都是身体的重要器官。

这里并不是要弱化或贬低我们这位"跳动的肌肉大师"的杰出成就，但中医确实对这一问题持不同意见，认为正确的答案应该是"气"。

在中医里，"气"（可视为能量的一种形式）是人体活动和具有生命特征物质的最基本组成部分，有人称之为"生命能量"。我们将

在后面深入探讨"气",不过由于它是中医学思想的核心,有必要在本书开篇提及。中医认为我们身上的"气"有一部分是从父母继承而来,但我们自己也可以补充和增强"气",从而改善长期的健康状态。

看到这里,你可能会暗想:"呵呵,'气'或许是一个在拼字游戏里很好用的字,但它对我的身体有什么真正的作用呢?"事实上,"气"并不是某种形式的巫术或魔法,但它确实比我们对身体如何运转的常见认知更为抽象。它传递生命力的方式类似于西医里的基因表达、生命分子合成(例如细胞因子)、分子功能(例如传递生物信息的小分子)、血液和体液循环及器官功能的概念。

在本书接下来的内容中,你会获得一些关于中医的速成知识,进一步了解一些之前可能听说过但是知之甚少的观点。我们会介绍"气"和"五行"(你将知道"火"到底和"心"有什么关系),还将探索经络(即生命能量流经的网络)。除了经络系统外,血液系统和淋巴系统也可能传递生命能量。与其把注意力集中在身体上某个特定的疾病或状况,不如着眼于身体的全貌,这将对你的整体健康大有助益。

与耳(尔)有关

腧穴是中医的主要治疗部位之一。腧穴由经络(连接身体各部位的通道,也是"气"的通路)连接起来,可以通过按摩或其他方法刺激穴位来帮助缓解身体各部位的疼痛。例如,按压脚上的某个部位(主要是穴位)可以通过经络缓解头痛。中医学的一个有趣观点认为,穿耳洞——特别是在耳朵的非耳垂部位穿耳洞——会影响健康。这是因为耳朵是复杂的经络系统的一部分,而穿耳洞会导致"气"和其他体液的流动受到干扰。虽然我们并不是在这里提倡"无洞主义",但以这种意想不到的方式来思考身体内如何联结起来,确实非常有趣。

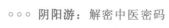 原则三：预防高于一切

中医对养生保健极为重视，这充分说明了其重要性。正如古代中医典籍所言："上工治未病。"中国的中医院通常设有"治未病"专科。

这种独到的见解是中医养生的核心。保持长寿和强壮的关键，是在身体生病之前就对其进行预防——通过调节阴阳，增强防护的"气"，并感知身体如何受到自然周期和运行节奏的影响（这与身体的季节变化和昼夜变化有很大关系）。

虽然西医也强调预防的重要性，注重健康饮食和运动，但统计数据显示，这一观点并没有引起公众的重视。在美国，69%的人口有超重或肥胖问题，43%的人口患有2型糖尿病或有患病风险，而其中大多数人完全没有防范意识。此外，还有45%的人患有心血管类疾病。如果人们遵守预防建议，上述所有患病率都可以降低。

在中医文化盛行的国家里，统计数字则截然不同：中国的肥胖率约为16%，不到美国的一半。虽然中医并不一定是唯一的原因，因为肥胖率的统计很复杂，要考虑各种变量，如遗传、环境和其他因素（例如，美国的快餐连锁店似乎比少男少女们的青春痘冒出得还要快），又或许中国正在慢慢赶上美国。但是，这一现象确实不禁让人思考，中医是否有助于保持全身健康。

对于慢性病而言，预防是最好的治疗。也就是说，在可预防的前提下，初起不必对慢性病进行药物治疗，而是采取各种非药物干预方法，如打太极、练八段锦等。

中医的主要职责是在怀疑或发现失衡及功能障碍时，帮助病患维护健康或在早期进行干预。这种方法的可行性在于，阴阳失调往往出现在症状显现以前，所以中医能够解决患者身上尚不明显的病症。中医理念在于防患于未然，在疾病的萌芽阶段，医生就要去干预治疗——这不仅对个人有益，也能够减轻社会医疗体系的压力。

小动作，大益处

后文将会讲到，中医是在各种"阴阳"元素指导下治病防病的（例如热和冷），以及这些元素如何在你的健康中发挥作用。因为许多中医实践讲究自我护理，所以其中推荐的各种小妙招非常有趣，例如下面这两个。

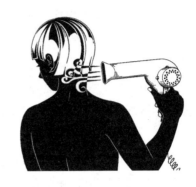

用冷水洗脸。每天两次，有助于增加面部血液循环，增强耐寒性，预防感冒。

使用吹风机吹颈部。把吹风机放在颈部下端，让热空气从下至上吹过颈部，可以驱除体内的寒气，有助于保暖和缓解感冒症状。

❀原则四：力量在你手中

出于各种各样的原因，西方的医学结构在药物管理、疾病治疗及为什么医生的笔迹如此难认这种奇怪的现象上都能够给出非常清晰的解释。

但是，这种清晰结构的基础是物理、化学和生物学知识，而不是阴阳和气的知识或哲学思维。医生是具备知识、资历和技能的专家，诊疗流程在机理上、化学上和生物学上是明确的，症状–诊断–治疗，但不一定能够由此对患者的生活或生理产生深入理解。西医中，医患关系更像是专家对顾客的关系，而不是伙伴关系。你告诉医生你的症状（"很痒"），他们做出一个有根据的猜测（"看起来像湿疹"），给你写张处方（"用皮质类固醇治疗"），然后就基本结束等下次再见了（"谢谢大夫"）。可以把它想象成你做过的最昂贵的"免下车交易"。

我们并不是说这种方法不对，西医学体系的运转方式就是如此，而且在许多情况下卓有成效——尤其是针对严重病症的治疗，如心脏手术、脑外伤、骨科损伤等。

中医的方法则在治疗中更追求平衡（没错，又是阴阳）。它为医生和患者建立一种伙伴关系，通过对话和中医诊断来寻找病症的根源。这种方法对于慢性疾病非常有效，比如糖尿病前期症状、哮喘、过敏、疲劳、肠道问题、慢性疼痛等。这需要医生和患者关系很密切——患者的性格、脾气、情绪，甚至喜欢的颜色和食物等都有助于医生的评判和治疗。

在中医学里，医生和患者共同考虑、评估、治疗和预防所有健康问题。并不是说西医学完全抛弃这种方法（事实上，越来越多地看到健康教练式的医患关系），而是中医学的一个基本原则就是每个人都是自身健康管理和疾病治疗的参与者，而不是被动地接受护理和按方吃药。

所以，患者需要主动与医生配合（例如，中医要求患者忌吃生冷和辛辣的食物），才能达到最佳的治疗效果。

这就把我们带回到阴阳与"你"的关系。你有力量去——

- 平衡你的身体。
- 在中西医学之间寻找和谐方法。
- 增强你的气。
- 调和你的阴阳。
- 在这个奇妙又浩大的世界中，改善你的身体运作方式。
- 发现你自己内在治愈疾病的能力（中医说"人身自有大药"）。

东西方对比

理解两种医学思维的差别，才能更好地融合利用它们

○　○　○

当今社会，人们最普遍的状态就是"疲劳"。毕竟，如果你打开搜索引擎，输入"为什么我感觉"，自动蹦出来的第一项就是"这么累"。

现实中，你肯定了解疲劳是什么感觉、都有什么表现：有时候还不到晚上 7 点就困了；早上会完全无视闹钟，听到手机闹铃响了，想也不想就顺手一划，选择"再睡一会"；身体感觉好像被扔到洗衣机滚筒里甩了 500 多圈；刷个牙要使出吃奶的力气；有时候感觉自己像个 20 瓦的灯泡，却不得不拼命照亮整座城市。

一直处于这种状态里是有代价的。你大概会觉得困惑，也会担心，然后上网搜索为什么会感觉这样，感觉自己像是在名叫"生活"的超市里的一颗小小的、被压扁了的葡萄。

为了了解东西方医学理念的不同，我们不妨把这个症状搬到一个特别的诊室：它有两扇门，一扇写着"东方"，一扇写着"西方"。

这两种方法都是怎么寻找症结的呢？

在西方诊室里，你的医生可能会感觉面对着一团迷雾。毕竟，有太多的疾病可能引起疲劳。它可能是激素引起的（甲状腺功能减退），可能是心理因素引起的（抑郁），可能是化学反应（贫血），也可能是由于感染（最近我们对新冠病毒可以说非常熟悉了），还可能是无数种生理、心理上的问题，从癌症、心脏病、失眠到睡眠窒息。

于是，西医专家就要开始调查了，先问你的家族病史，你的个人病史，其他可能会有的症状，还有各种有可能导致疲劳的线索，然后根据这些信息推测发生了什么。但是，他们会想要一些确切的数据来证实。

你可能会拿到一系列诊断报告——肯定会有血液检测报告，可能会写你缺乏某种东西（激素、维生素、营养物质）。如果医生确定了问题的根源，你就该拿到处方了：改变饮食，服用维生素或其他药物，做治疗（例如持续气道正压通气呼吸机治疗睡眠窒息、输注铁剂治疗贫血）。医生还会提一些生活作息上的建议（比如改善饮食、清洁睡眠环境、减少咖啡因摄入、压力管理等）。

不过，医生也很有可能没办法马上弄清楚问题，因为疲劳太常见了，有可能是由很多因素引起的。上文描述的这个从了解症状到确诊的流程，只是一个简化版，实际上这个过程可能会很复杂，一次就医解决不了。在这种情况下，医生可能会把你放进一个简便的归类：慢性疲劳综合征。

简而言之，在挂着"西方"牌子的这扇门里，医生们会使用"列表清单"——把那些身体线索所指向的问题逐一研究、排除，最后确定问题所在并搞定它。

而在写着"东方"的这扇门后，医生们对内脏系统有独特的理解，认为疲劳是由多个不同的原因引起的，如脾虚、肾虚、心血虚等。中医很独特的一点在于，它认为所有问题都是由于身体失衡引起的。"虚"是由于身体某一处有损失（物质或能量的损失），可能是某个位置（如脾、肾、心），或是基本物质和能量（如气、血或阴阳）。

而阴阳是构成平衡两端的基础，也是中医的基本理论概念。中医会着眼于整个身体来评估平衡的情况——你的体态，你走进房间的样子，舌头和嘴唇的颜色，脉搏的强弱等。无论西医会找到什么样的内脏或化学指标的具体问题，中医都会着眼于重塑平衡，采用健脾（促进将食物转化为生命所需的物质和能量）、提升肾阳（增强生命能量和物质转运的驱动力）、养血（疏畅生命物质和能量在全身的转运和合理分布）等方式来治愈疲劳。

中医最大的差别在于，即便疲劳有可以确定的原因，但身体是作为一个整体在运作——这意味着治疗整体的同时，那个具体的问题也会被治愈。中医的巧妙之处在于化繁为简，通过平衡阴阳治疗整个身体，从而治疗疲劳。

在这本书之后的部分，我们还会深入探索病因和疗法。而这一章的主要任务是对比东西方两种方法分别是怎么做的，有什么不同。其实哪种方法更有优势，将由临床疗效来确定，我们仅仅是说出其不同之处而已。

在前面的章节中，我们已经初步看到了东西方的不同，但还有更多不同值得探索。为什么呢？我们的目标不是比较优劣，而是发掘它们如何互补。理解它们的不同会让我们看到更多可能性——一个让两种方式共存的融合医疗体系（这将是下一章的主要内容）。

❧ 4 种主要的哲学基础差异

◈ 西医学好比捕猎或是钓鱼

◈ 中医学好比农场管理

我们来看看这两种思想。捕猎和钓鱼，总会有胜负——会有捕猎者和猎物，遵循丛林法则"适者生存"。要生存就必须战斗，要掌控、征服自然。

西方医学就是这个逻辑：任何事物都可以被划分得更小，它们互相斗争，要么是你击败了有害的细胞，要么是有害的细胞击败了你；要么是你战胜了疾病，要么是疾病击败了你。

要打赢这场微观的战争，西方医学运用逻辑、科学技术和理性。我们会看到在治疗某一疾病的时候，西医会开具精准的处方，做出聚焦的分析，使用科学的方法。实际上，西方医学已经发展成为基于人体解剖学、物理、化学，将生命和生物体分解成微观去看待的完整医学体系。找出问题，确定根源和症状，运用对应的理论和技术解决问题——这用的是丛林法则的思维，即找到猎物，捕杀猎物，迎接下次战斗。

而中医学使用的是农场管理的逻辑（毕竟农耕文化是中华文明的源头）。种田，就不是捕猎者和猎物的状态了，而是关于如何和脚下的大地和谐相处的学问。

中国古代哲学强调"天人相应"，也就是说，人和自然要和谐相处。

这种思维重视的是冥想、洞察、灵感、领悟，实践采用的是"精耕细作"。东方思维方式从宏观上而非微观上理解生命，这一点贯穿了中医学的始终，通过天人合一的理念去理解我们生活的这个世界中的整体关系。中医治疗疾病会关注"生病的人"，将人体看作一个小世界，着眼于情志的调节及生活方式、生活作息的改善，运用药物、针灸等调整人体气血平衡，增强脏腑功能，而不只是去评估"某个出了问题的器官或组织"。按照这种思维方式，就不难理解为什么中医不热衷于把手术作为主要治疗手段了——农夫会和脚下的土地合作，而不是和它对着干，他们播种并和土地一起滋养庄稼。

◇ 西医学中所讲的器官是物理上的

◇ 中医学中所讲的器官是功能上的

让我们回忆一下以前上的生物课（解剖青蛙什么的），你就会马上想起西医学是怎么看待器官的了：它们是物理上的实体——每个都有各自的任务。对吗？即便你没有见过真的解剖出来的器官，你也大概知道它们都是什么样的、有什么用。

心脏会跳动，将血液送往全身；肠子像个巨大的蠕虫，负责将食物消化过后的产物排泄出去；还有你的肾、肝、大脑，以及其他每一个器官的形态和功能。西医将身体划分成许多小的部分，当它们没有办法完成工作时，就需要去看病治疗了。

这就是西医学试图理解中医学时最大的障碍了。因为在中医学中，器官不是物理上的东西，而是生理功能上的体系。更重要的是，中医学强调整个身体的功能，而不是每个物理结构上的器官对应一个作用。不妨这样想，西医学中不同器官的功能是独立的，同时能相互影响的；而中医学的器官是按照功能划分的定义和描述，它既有具体性（大致对应的解剖结构），又有抽象性（功能一致的系统汇集）。

以"心"为例。心属火，是中医学所说的"五行"之一（我们将在"迷你医学院"一章中详述）。在西医学中，心的主要生理功能是驱动血液流动的"泵"，它将血液"推"向动脉，也从静脉中把血液"拉"回来。它是心血管系统的主要组成部分，但从解剖学角度上看，它可以与这个系统的其他部分（动脉、静脉、毛细血管、血液等）分开。

相对而言，中医学的"心"像是整个血液循环系统的代名词。它包含将富有营养的血液输送到全身的组织，以及将携带着废弃物质的血液处理掉的所有环节。想象一下，它像是一个大标题，下面有很多小标题——心脏、血管、血液等。

但要注意，西医学中的血液循环系统不只局限于血液的循环。比如，它还包括化学感受器颈动脉体（颈动脉体能检测到血液中氧气水平的变化，从而调节呼吸），血液中还含有大量的免疫细胞，它们也是免疫系统的一部分。而对于中医，这些并非血液循环的活动不会被算作"心"的一部分，而从功能的角度归入了"肺"所管辖的范围。

我们再来看看另外一个例子——脾。在西方医学中，脾是位于腹腔左上方的一个有形的器官。它储存了大量的免疫细胞，能够清理掉衰老的血细胞。这一功能，中医笼统归纳到"脾统血"的范围。

在中医学里，脾与解剖意义上的脾所主导的功能是完全不同的。中医学认为脾的作用是"主运化"，它涵盖了从消化到吸收的全过程，包括几乎整个消化道，从口腔到肛门，还有消化腺，以及解剖意义上的肝脏或胰腺，甚至还包括一些微生物群组的功能。

但是在西医学中，消化道不只是消化和吸收，它也与免疫和神经系统的活动相关。而在中医学里，脾主要主持消化和吸收。

在这本书里，我们提到的"器官"指的是中医学所说的器官，是从整个身体的功能角度出发、相互影响的器官，而不是生物课讲的物理上相互独立的器官。

◇ 西医学 = 还原论

◇ 中医学 = 整体论

什么是还原论呢？具体来说，它是指一种哲学观点，认为复杂的系统是由各个简单的部分组成的。这是现代科学方法的核心价值观——把大的物质分成更小、更简单的，然后再处理。这也是西医学采用的方式：用几个较小的部分和它们之间相互作用的叠加去解释一个大的整体。

提出问题→做出假设→开展实验→收集数据→得出结论

西医学就是在一个又一个环节中轮番使用这种方法：实验对象先是动物，然后是对少量人群，然后是更大数量的人群。仔细看的话，这个方法不是仅适用于某个研究，而且贯穿西医学的始终。以心脏病为例，关于心脏病的研究多到无法计算，包含用药、饮食、手术流程等各个方面，其中就运用了这种逻辑：把一个大的问题分解成很多个小问题，分析研究这些小问题得出结论。就像是拼图，许多小碎片拼起来是一个完整的画面。而这就是还原论。

回到前面疲劳的例子：（感到疲劳）那就检查一下甲状腺，治疗甲状腺吧；没有用的话，试试注射维生素 B_{12}，或者再改善一下睡眠，经常运动。

这非常合理，但是有缺点。因为通常独立的个体之间会有互动，它们相互独立时和相互联系时会是不一样的状态。这就好比一个山顶洞人看到灯泡和电源开关，只有当他拧上灯泡的时候，才能意识到开关能控制电灯。

而中医学采取的是整体论思维。整体论认为不同的系统（比如物理、生理、社会）应当被视作一个整体，而不是分开来看；系统（如自然、人体等）里的各部分是不可分割的有机整体，不能被分开来理解。系统可以被理解为一个功能清晰的整体。

比如，如果要研究一个复杂的机器，还原论者会立刻拿出螺丝刀，把机器拆成上千个零件，挨个研究。这明显会很花费时间，并且效果可能不理想。整体论者的方法就简单多了。他们会研究这个机器有什么功能，而不会太过在意每个零件对机器的运转有什么影响。这就是中医学从功能而非解剖角度理解脏腑器官的逻辑。

运用整体思维，中医学将人体理解为由许多系统组成的复杂的生命体。各个系统之间密切合作，维持生命活动有序地、正常地进行。最近有研究表明，寄生于身体里或身体表面的微生物，比如细菌、真菌、病毒等，与人体各个系统的发育密切相关，是身体生态系统的一部分，这证实了中医的整体观。

◇ 西医学用所有人都适用的方式治疗个体

◇ 中医学用个性化的方式治疗所有人

西医学中，寻找治疗方案的道路一般是这样的：出现一个问题，科研人员对问题进行研究，假定多种治疗方案，然后经过漫长的检测、试验、实施、发展过程，经过审核的治疗方案会变成标准流程。用药、手术，甚至生活方式的改变，都是源于这种策略。这种策略的目标是，发现有效率高（没有什么药或是手术是百分之百有效的）、风险或伤害性低、不良反应用最小的治疗方案。当这种标准成立后，就变成了治疗这种疾病的"大众版"方案，也就是医生们治疗大多数得了这种疾病的患者时使用的方案。将诊断和治疗标准化的一个非常大的好处是，医学生可以接受标准化的教育。知道"正确的"答案，你就能毕业了。而副作用就是很容易培养出"一刀切"的医生，他们不太会从多个角度看问题。

而中医使用不一样的方式。中医会整体地去看一个人的状况，然后给出个性化的诊断和治疗。比如针对出现的各种症状，找到发生绝大多数症状的根本原因，中医称之为"辨主证"，给予主导治疗的处方；对于一些次要症状，中医称之为"辨次证"，给予选择对症药味或暂时忽略不管。对于西医学中定义的某一种疾病或某一个症状，中医因师承流派、个人经验及患者体质、生活地理环境等的不同，可能会给出几十种不同的处方，而均得到治愈的效果。这样对患者"量体裁衣"的治疗结果是最佳的，但从统计学而言毫无定量定性"标准化"的可能，因为治疗是"单病例"（个体）导向。而在西医学里，科研人员可能会因为实验样本量大而感到骄傲，样本量为1000的科学家比样本量为23的科学家更有底气宣传自己的治疗方法。

从另一方面看，中医学所重视的单病例研究在西医学就没有那么重要，因为它仅代表对个案的研究、对于某个传闻的证据，不太值得普及。用这种方式培养出专家就更有挑战性了，这就像是每个人眼里的"成功"都不一样。所以，一位优秀的中医通常是极受患者的肯定的，一个个患者积累起来就是中医的口碑，而不是因为他通过了某些所谓的标准考试。就像是如何判断一位"艺术家"是否受过良好的训练呢？不也是由于其个性化的作品能够获得大众的喜爱而判断嘛。

在后文中，你将会看到中医面对常见的症状是如何运用独特的诊断方式辨证论治的，又是怎样结合众多的个体化因素开出处方的。

❀ 东方 vs 西方小贴士（表2）

表2　中西方医学思维对比

东方	西方
强调身体的平衡（比如重塑身体防御系统来抵御肿瘤）。它的本质是寻找阴阳平衡（不过多也不过少）达到以和谐的状态存在（内环境稳定）	身体是个战场，药物和疾病在战场上战斗（比如摧毁癌症来让身体复原）
在更广的范围内处理问题、对抗"病证"（反映疾病特质的症状和表现），而不是只针对微观分子	开发新药物，瞄准特定的分子，依据明确的机制来追求有效性
"治未病"	症状出现后再治疗
生理功能、病证、治疗均受季节、气候、区域环境等的影响	无论气候或环境如何，大多数疾病都按标准化的疗法治疗
使用生命能量流动和自然元素的概念描述病理和治疗，比如五行或太阳升落的规律	使用类比和抽象概念帮助患者理解疾病和身体在西方医学中是一个比较新的方式，东西方文化对于抽象概念的理解不同，增大了西方理解中医学术语的难度

神奇的世界

　　我们都知道有些植物会改变颜色来作为伪装，保护自己免受食草动物的啃食。而现在，*Smithsonian*刊登了报道称，植物学家发现有一种植物也对人类使用了相同的把戏。梭砂贝母生长在我国横断山脉的岩石地面上，它们有鲜艳的绿色叶子和黄色花朵，在周围灰色岩壁的衬托下非常显眼。这种植物一直以来都被用作中药材，但近几年随着需求量不断上升，变得越来越难以寻找了。而植物学家发现，梭砂贝母其实并没有消失，而是发展出了伪装的能力：它们生长出灰棕色的叶子，看上去和生长的岩石融为一体。研究者通过询问采药人了解到采摘最密集的区域，计算了变色叶子和环境联系的紧密程度，最终得出结论：人类活动是促使梭砂贝母发生改变的原因。

❖ 中医是否停滞在过去？

　　安慰剂效应——内心相信治疗有效，而不是通过临床证据证明它有效——是确实存在的。有些研究者曾试图证明中医疗效是由于安慰剂效应，但中医治疗有效果并不是因为这回事。

　　许多世界领先的医学期刊刊载的随机对照试验，证明了中医疗效远不止安慰剂效应。比如，一个总结23项中医对慢性疲劳综合征疗效的随机试验研究的综述表明，中医治疗确实可以有效缓解疲劳症状。

　　中医药代代相传，为预防和治疗疾病提供了很多实践经验。不过，这里有几点需要注意的地方。

　　传统上中医是不做试验的。直到近些年，中医临床试验的概念才开始慢慢兴起。尽管现在有成千上万涉及中医的试验研究，但和西医比起来数量还是非常少的。中医在预防方面的研究就更少了，而疾病预防正是中医的临床优势领域。

中医治疗是高度个性化的。同样的症状，每个人的治疗方案会不同。而这种个性化的方法难以进行西医思维的临床试验。

中医疗法可以从中医的角度得到完美的验证。中医通过完全不同的视角看待健康和疾病，所以对于中医疗法的研究应当基于中医的基本原则或思维进行设计。

中医并不是什么黑魔法，它是农耕文明数以亿计的人们几千年来积累的知识。古时候的人们生存条件恶劣，只能靠手头仅有的资源存活下来。尽管不是所有疗法都经过双盲试验或安慰剂对照临床试验，但也不意味着中医是靠不住的。

事实上，也没有几个西医疗法经过了几百年甚至几千年的检验，直到现在还在被几亿人放心地使用着的。甚至有些西药经过了完整、严格的美国食品及药物管理局（FDA）审核，仍然因为意料之外的不良反应被召回。中医在西方的一个大问题，可能是如何保证从生产者到消费者的质量监管。但事实上，和西医一样，中医治疗也是基于诊断和护理身体的规律——只是使用不同的语言和逻辑思维。

就像上文提到的，科研人员如今正在使用更加严格的方式研究中医疗法。和药品试验一样，这种研究的成本变得越来越高，而私营和公立部门的合作可以为这个重要的研究领域提供有力支持。比如在最近一项研究中，高校研究人员和一家美国公司合作开展了一个金标准（安慰剂对照、随机对照、双盲）试验计划。这个方案的目标是检测一种天然 β- 葡聚糖化合物对于卫气虚（一种中医病证，有这种状况的人容易患感冒）的缓解作用。β- 葡聚糖在某些食物，如蘑菇、燕麦、酵母中十分丰富，可以提升免疫力。受试者都是具有卫气虚状况的患者，他们连续 3 个月每天两次服用 β- 葡聚糖或是安慰剂。效果如何呢？经过 1 个月的治疗，β- 葡聚糖提升了他们的卫气，并且一直保持到了研究结束。诸如此类的研究具有深远的影响，能够在很大程度上回答以下两个问题。

● **中医做科研吗？** 自古以来中医主要依靠观察到的迹象进行治疗，但如上文所述的新式介入性研究正逐渐兴起，进一步促进中医的现代发展。

● **中药过时了吗？** 换句话说，中药方剂历史久远，主要使用天然药物，中医会像那些大的制药公司那样开发新药品吗？上文的研究回答了这个问题。它从化学角度检验化合物，找到了新式中医疗法。这展现了一个令人兴奋的未来，西医给中医提供了很多新药品研发的思路和可能性，中医可以像西医精准药品配方那样，尝试开发新药物。

中医可以作为帮助人们保持健康、管理慢性病症状、预防疾病发生的前线，而西医则在这些方法没有成功时有效地介入。慢慢地，两者会有更多重叠。当西医逐渐了解"治未病"的重要性时，中医疗法将成为应用更广泛、性价比更高的治疗选择，就如同使用青蒿素治疗疟疾那样——这个发现荣获了 2015 年诺贝尔生理学或医学奖。

东西方结合

为什么将来医学应该同时运用东西方两种方式来促进健康、延长寿命

○ ○ ○

还记得前文中我们提到的一扇通向东方、一扇通向西方的两扇门吗？

现在让我们想象一扇把它们都囊括在内的大门——通过这扇门，东西方的医学方法都能充分地发挥优势，你能够利用这两个世界里最好的资源实现下面这些目标。

● 治愈疾病。

● 预防疾病。

● 改善身体平衡。

● 让自己精力充沛。

● 感觉得到充分的滋养，身体强壮又年轻。

● 身心平和愉悦。

这就是我们所展望的整合两个世界的大门。我们相信，一个中医和西医联合起来共同运作的体系，可以帮助我们达成这个目标。为了更形象地说明如何实现这个愿景，我们先来看看现实世界里的门吧。

门有一些常见的毛病，比如一扭门把手就嘎吱作响，有点卡，要用很大力气才能打开。要解决这个嘎吱作响的问题，西医会拧紧门把手的螺丝；而中医会拿出润滑油，或是几千年来人们一直在用的修门材料（他们会修好门，只是使用不同的工具）。

门卡住还是一个很好的例子，可以说明中西医如何用不同的方式解决同样的问题。

- 来自西方的"木匠"看到门上有摩擦的划痕："啊哈，这个门和门框对不上。"
- 而中医大夫看后，发现地面有些凹凸不平或墙体出现了裂纹。他认为是安装门的地面或墙体出现了问题，导致门框变形。

两个诊断都是正确的。西方的方法更直观、确定性更高，而中医会寻找问题的根源。

接下来，两个木匠自然会分别根据自己的判断采取不同的方式修门了。

- 西方木匠会调整铰链，把门上摩擦门框的部分锉掉，或者干脆换一个门扇。这些都可以消除摩擦。
- 东方的木匠会试着把地面填平或把墙体加固，这样不光可以解决现在门卡住的问题，甚至将来再也不会出现这样的问题了。

这就体现了中医"标本兼治"的理念。而且令人欣喜的是，采用其中一种方式并不会妨碍到另一个。这就是所谓的"融合体系"。

除此之外，中医还会退一步，问一问"这个地方真的需要一扇门吗？"他们或许会建议你用帘子来代替。然后可能还会进一步问"这个门的颜色你看起来舒服吗？"他们还可能建议你换个门把手，这样又漂亮又好用；或者在门上安个小窗户，这样采光更好，还能看到门外的风景，多么令人愉悦。中医会以"这扇门"为中心去思考——不仅关注它的问题，还关注这扇门的一切。

看出来了吗？中医既解决门的系统设计问题，又关注风格设计，兼顾整体观和体验感。比起单纯"把门把手修好"，这是一个更加多层次的精妙方式，目的是如何让这扇门尽可能更好服务于人的需求。

这就是通过东西方的融合，最终能够达成的：联合西方先进的医学技术和东方个性化、系统化的方法，把身体调整到最佳状态。

＊＊＊＊＊

结合东方和西方，最大的秘诀是挑战我们对"工具"和"修理方法"原有的认知。中医的"工具"不只修补已经坏了的东西，也会预防破损的发生。有时我们太爱自己的锤子了，看到钉子就砸，试图把每一个看到的问题都搞定，而中医会适时劝阻住目光短浅的我们。因为，并非所有的毛病都是由于钉子松动导致的。我们花费了大量的资源寻找钉子，可真正的问题可能是木头腐朽了，或者根本不是木工的问题。

当你接受更多关于生命的可能性，拓宽对于预防、疗愈的理解，也就给了自己一个拥有最健康的生活的机会。

这不是东、西方的角逐，而是合作。

我们正在倡导一个融合体系，让人们可以根据具体问题或目标，在东西方之间自由流动。每个人的态度、接受程度、身体、健康状况都不太一样，所以建立这样一个融合体系并不容易。

其实，这样的体系已经存在了。除我国之外，在美国、加拿大和一些欧洲国家都有，只是并不普及，比如美国加利福尼亚圣地亚哥的斯克利普斯整合医学中心。此外，也有其他一些重要的项目同时应用了中医和西医的医疗手段。久负盛名的北京中医药大学也在美国马里兰州（美国首都华盛顿附近）和澳大利亚悉尼各拥有一个中医中心，另外已经在德国南部靠近慕尼黑的地区成功开展了 30 年高质量的中医服务。

对于某些疾病，比如慢性疼痛，有一部分患者更喜欢相对温和的治疗，比如针灸或使用草药治疗。这些疗法和西医通常使用的非甾体抗炎药或阿片类药物相比更安全，并且不良反应更少。或者换种方式想，治疗过度肥胖时，西医会建议间歇性禁食，而中医可能会建议使用某些特定食物，帮助气的恢复和脏腑的平衡，以促进机体消耗掉多余的脂肪，来预防肥胖引发的、短时间内没有体现在检测数据上的心脏问题。

这个融合体系的美妙之处在于，如果接受中医是有效的（而不只是许多西医认为的安慰剂效应），能够解困大量安全又便宜的疗法，帮助我们摆脱那些虽然没有威胁到生命，但是让医疗体系不堪重负的问题。

有很多能够证明这些的数据，它们来自过去五千年，尤其过去几十年的临床数据。

1971 年《纽约时报》刊载了一篇文章，作者詹姆斯·莱斯顿讲述了他在尼克松访华期间接受阑尾切除手术的经历。他精妙地描述了当时中国医生在手术中是如何使用针灸帮助他缓解疼痛的故事，在美国引起轰动。突然间，美国人意识到中医不是历史的倒退，而是遗失很久的、多年来隐藏在人们视野之外的医学体系。针灸在美国经过近 50 年传播，于 2018 年 10 月被总统签署进入美国基本医保。

中医可以解决所有问题吗？当然不是。

它可以帮我们减少医疗成本吗？可以的。根据 2019 年的数据，仅在美国每年就可以因此节省将近 1 万亿美元。

下文我们将提供一些看待融合医疗体系的方式，这些可能性可以帮助我们取东西方之所长，用于生活之中。

❖ 在灰色地带中思考

这可不是在说那部名字中带"灰"的电影，但是由此引发的学术思考倒是有些不谋而合的地方。我们面临的挑战之一，就是如何突破语言的限制，讲述中医的益处；我们目前使用的语言受社会认知的影响，追求具体实证、非黑即白——要么有病，要么没病；要么健康，要么不健康；治疗要么有用，要么没用；一个人要么有高血压，要么就没有。

这种思考方式在很多情况下都是非常好的。你的新冠肺炎核酸检测结果不是阳性，就是阴性；你的心脏瓣膜或者功能正常，或者不正常；

你的阑尾要么是健康的，要么就像黄石公园里的间歇泉一样喷发了。西医解决大多数问题都是通过使用这种思路，这也是西医让我们能活得更长久、更健康的主要原因之一。

但是，有些人深陷慢性疾病的泥潭——有些毛病不知道是怎么产生的，但严重地影响了生活质量和整体健康。这就是东方医学的长处所在了，并且它能够使用的范围很广，比如情绪问题、疲劳、疼痛等。

当然，西医学也是有一定办法应对这些医学问题的，但是中医更擅长处理这些微妙的、挥之不去又很难量化的毛病。

这种已经有几千岁年龄的医学，是如何做到比西医学更加精妙的呢？中医认为任何事物都需要阴阳平衡，在平衡开始偏移的时刻，事情就非常微妙了。这时外表看起来一切正常，没有（检验指标定义的）症状，但是会有身体感觉的症状。在这个阶段，以疾病为导向的西医并不会有所动作，然而这个阶段正是中医自古以来就一直关注并且擅长的。

中医将慢性疾病的发生归因为"虚"，也就是说，平衡的其中一端变轻了。"虚"有许多种形式（比如阴虚、阳虚、气虚、血虚），也可以发生在任何脏腑系统（比如脾虚、肾虚）。中医认为，如果不加注意，这种情况就会从一滴水变成奔流的大河。于是，他们开创出各种各样的应对方式。这里的重点是，从最初的失衡到生病，中间是有一个过程的，而这正是中医相比起西医更加擅长应对的"灰色地带"。

我们不是汽车或机器人，不会发现哪里有问题"咔嚓"一下就解决了。我们是有生命的生态系统，有细胞、脏腑、经络，我们的身体十分复杂，对于疾病、变化、压力、生活的反应非常微妙。

让我们使用西方科学的力量延长生命，解决生命中最艰难的挑战，如心脏病（如心肌梗死）、肿瘤、外伤等，但同时也让中医帮助你看到，你的身体和其他任何人的都不同。也许就在这些灰色地带中，你能找到你一直追寻的答案——除了延长生命，你还可以解决很多生活中的健康问题。

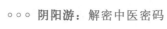

精准预防

这里要做出一个大胆的言论了：西医学在疾病发生之前，甚至不知道疾病的存在。

尽管从 20 世纪 50 年代起，预防就常被人们挂在嘴边，但是西医学落实得并不是很好。虽然西医确实有比较常规的建议，比如合理饮食、多锻炼、保证睡眠时间等，但我们一般生病之后才会这样做。这和常年预防疾病风险是不一样的。遗传学、表观遗传学和微生物组学为个体化的生命检测提供了潜在的精准预测方法，但在西医临床中的实际应用才刚刚起步。从这个角度看，中医在个性化预防疾病和健康管理这个灰色地带是领先的。

如果看到你的胆固醇指数爆表了，西医会问你平时吃不吃腌肉，但是有什么机制能帮你避免吃太多培根、香肠、芝士饼干呢？或者能激励你多走多跑、游泳、骑车、活动玩耍呢？或者让你放弃在凌晨 3 点抱着枕头刷手机呢？

而且无奈的是，即便收到了那种让你健康生活以预防疾病的推送，好像也没有什么实际作用。尽管西医在技术上非常发达，我们还是在以最不健康的方式生活着——心脏病、肥胖症、2 型糖尿病的患者数量比过去任何时候都多。别误会，这并不是西医的错。因为人生病的原因数不胜数。但重点是，在西医模式里，预防需要被实践起来。

机会来了。我们可以运用东方模式，去看待预防，维持整体健康。如何做到呢？我们可以借助中医体系。中医运用更加敏锐的评估和有效的治疗，维持身体平衡。那么为了判断你是否健康，中医大夫都会做些什么呢？

- 查体，观察皮肤、舌头、面部的颜色，诊脉。
- 询问你的职业，推测有什么因素会影响你的健康。
- 检查身体，寻找肌肉紧张的部位，看看压力在哪里。

- 听你说话的音量和音调，不同的声音能够反应健康状况。
- 仔细询问你的饮食，会提出"少吃红肉"之类的建议。
- 询问你睡觉的时间，因为根据中医的生命时间变化（即子午流注）的规律，晚上 11 点之前一定要入睡。
- 询问经期、排便等情况。

这还仅仅是开始。他们还会用到更多的线索，就像是一个侦探，从而试图帮助你恢复身体平衡，让你的气得到充分的提升。这些线索勾勒出的种种细节，能够帮助中医找到最适合你的路径。

你能想象一个普通全科医生会在一次诊疗里问得如此深入细致吗？这在西方可不常见。他们可能会问你有没有锻炼，吃得怎么样，有没有睡足；会告诉你别吃太多汉堡，喝太多酒或者吃太多甜的东西，但是通常不会深挖你的具体生活习惯。

重点是，中医预防疾病的精准程度，和西医治疗疾病差不多，只是中医更加强调介入时间是在疾病的萌芽阶段，正如中国古语所说："上工治未病。"

所以，来一套组合拳岂不是更好吗？把东西方的优势同时利用起来。医生们有个久经考验的观点：预防是最好的治疗，在问题出现之前就把它回避掉。这也是为什么我们如此坚信东西方医学的合作之道是未来医学的必由之路。如果你可以更有目标性地去做预防，这一生中就可以减少很多治病的经历了。

❀ 低成本

不用说，你一定也了解西医的成本有多高：医保报不了的医疗费，来自医院的五位数账单，每个月开的药，还有其他许多和健康有关的开销。实际上，医疗开销是美国人经济压力最主要的来源之一（并且由此产生的经济压力又会进一步影响健康，然后又会产生更大的经济压力，形成了一个恶性循环）。西医技术在急救、重症监护方面非常先进，但非常昂贵，远超出许多人的承受范围。

所以，为什么不利用中医的技术，无论是直接还是间接地，减少西医治疗造成的经济压力呢？中医的优势之一就是性价比很高，可供许多人有效地使用。中药的原材料容易获取，而且价格低。

中药的配方已经被使用了 3000 多年，并且不断发展精进。大多数常见的中药，尽管目前还没有相应的西药要求的安全及疗效标准，但如果可以正确地使用，对多数人来说都是安全的。即使有时作用不大，或需要长期服用才能起效，但价格便宜，也不至于倾家荡产。中医会持续调整药方，替换其中某味药物，或者使用更强效的药物，以图尽快达到预期疗效。由此看来，让中医成为预防和治疗某些疾病的前沿阵地，是十分值得尝试的。

西医是如何考虑的呢

医学生们常常以为，等到他们毕业时，就能了解所有关于人体和疾病的知识了——就像小时候照料我们的儿科医生那样。但结果是，这样的一天永远也不会来。

医学的乐趣之一就是学无止境、治无止境。有些东西可能在学校时没有掌握（比如令人生畏的药理学），还有新发现涌现出来（比如过去 25 年的免疫学）。中医就是一个值得被当代医学人士被重新发掘的传统领域。它汇集了 5000 年来中国人的智慧，足以令任何优秀的专业人士心生敬畏。

这两种杰出的医学思想，需要一定时间才能融合。所以我们要耐心些！去就医时，试试给你的医生分享一下这本书的前几章，也许他会大开眼界，开始了解融合疗法；或许你也可以把本地的中医介绍给你的医生。就像蝴蝶一样，让我们一起传播芬芳吧！只有大家携起手来，中医古老生命智慧的传播才能产生其应有的蝴蝶效应。

❀ 在生活中结合中医和西医

如果你翻开了这本书，那么看来你对健康很感兴趣，并且愿意让中医走进你的生活。所以也许真正的挑战不是劝说你试一试，而是如何尝试。

需要强调的是，如果你使用西医时感觉很好，或者你正在使用西医进行治疗，或者已经成功治好了，那你并不需要停止使用这些方法。记住，中西医不需要"取舍"，而是"合作"。

因此，有几类情况是我们推荐融合使用中西医的。

如果你关注预防：如前文所述，中医能够给我们提供系统的预防方法。如果你患某种病症的风险比较高，比如有家族遗传史、生活在工业污染严重的地区、由于工作原因经常久坐、经常吃很多垃圾食品，那么你就可以考虑使用中医了。中医能帮助你改善生活方式，调理身心，促进健康。

如果你似乎有某些症状的苗头：身体是不断变化的，它并不是完美的，会发出怪声、撑坏扣子，或是在最不合时宜的时候翻腾着难受。身体并不总是遵循"A+B=C"的公式。如果你感到缺乏能量、疼痛、激素失调，或者有任何地方让你感觉"不对劲儿"，那就试试中医吧。

如果西医不起作用：需要明确的是，中医是可以解决具体病痛的，比如皮疹和高血压。如果你已经去看过西医，但是没有好转的话，不妨试试中医。这个来自东方的医学在很多情况下都可以帮助到你（后文中我们会在这方面做更多的探讨）。

如果你想亲自管理自己的健康：当然，有些治疗是必须去找医生做的（我们当然不建议你从工具箱里拿出线锯，然后开始对付身上的痣），但自己也可以做很多事情。这在西医和中医里是相同的。无论是通过使用草药还是运动，如果你希望自主管理自己的健康，中医会给你提供很多机会和选择。其实，如果一个人真能自己管理好健康肯定是最经济实惠的。

通往"融合体系"道路上的障碍

我们不认为整个社会习惯的改变是弹指间就能发生的事情（我们正在向着这个方向试探）。这条通向融合的道路上有很多障碍和复杂的因素，比如——

- 中医和西医使用不同的语言体系，它们之间的对话很难展开（我们希望这本书可以帮助打破这个壁垒）。

- 中医的很多治疗无法用现有的现代医学解释，对于这些方法的安全性和科学性，需要进行更多的研究。

- 中医通过患者感受和症状的变化，来判断治疗是否成功；而西医，除了感受和症状变化，更主要是通过实验室检测诊断来判断治疗是否成功。我们缺少一个对于"治疗成功"的通用定义。

东方精髓

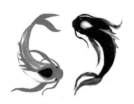

迷你医学院

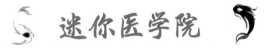

了解中医体系三大支柱，助你保健养生一臂之力

○　○　○

当你的健康出了问题，要去求医问药时，以下问题你肯定经常听到：你感觉怎么样？有什么症状？有什么家族史？你真的需要那么多糖来制作一小杯拿铁吗？

你或许已经习惯了如何回答这些问题，但下一个问题可能就不一样了，这个问题会开启我们对中医学基础原理的深入探索之旅。

是什么支配着人体？

受过西医思维训练的人对这个问题的回答可能是下面这样。

不同的器官负责不同的功能：大脑负责思考，心脏输送血液，肾脏过滤毒素，舌头承接了饮品入口的丝滑，而食物则是所有系统的能量来源——这就是身体运作的方式。

这是一种非常民主的权力结构，每个器官和系统都支配和运作着自己的功能。它们虽然会时不时地聚集在一起（比如大脑会发送一个日程表，邀请性器官参加晚上 10 点的"约会"），但通常情况下，它们统治着自己的那片地盘。所有这些个体共同监督着整个人体构成的"社会"。

这样的想法肯定是对的，我们的身体运作机制确实如此。

不过在本章中，我们希望带你了解另一个治理体系是如何运行的，以及为什么这两套体系可以和平地互相合作。

在中医看来，人体这个"社会"更像是一个生态系统，就像珊瑚礁或热带雨林一样。这里同时融合了有形和无形的治理原则，既有真实存在的元素（就像雨林里有树，身体里有血液和器官），也有无形的艺术和情志。在观察珊瑚礁时，我们很容易注意到耀眼的颜色，并且感受到手指状触手的柔软。我们甚至能从经验中得知，这种具象的美受到水温、pH 值、阳光照射等因素的影响。然而，倘若要把珊瑚看作是一个活生生的有机体，潜水员需要多次下水才能在观察上产生质的飞跃。这是因为珊瑚体内的生命活力是无形的，正是这种不可思议的力量创造并保持了它的外在之美，就像"气"对我们身体的作用一样。

自然法则和生命韵律由此应运而生。此外，还有一个比自然法则更基本的（也更难以捉摸的）元素——神。通过了解神，我们能够解释这些自然法则。你可以把神看作是普通法则之上的最高法则。中医认为，神由三大支柱组成，分别是气、阴阳和五行。

以阴阳为例，任何事物都有阴阳两面，两者必须保持平衡。例如，这一法则控制着心脏、大脑和肠道的运行：心脏收缩和扩张，脑细胞通过刺激和抑制神经递质发出信号，肠道在交感神经和副交感神经的控制下进行蠕动。不难看出这些运行规律的共性，即生物学原理都是通过对抗性力量起作用的。这就是自然法则背后的力量。

我们当然可以把身体看作是由螺母和螺栓组装而来的零件所构成的机器，但是我们也可以把它看作是珊瑚礁，只有当一切都处于平衡状态时，它才能焕发出夺目的色彩，与周围的鱼类一起茁壮成长。周期循环、运行模式和季节变换都决定着这个生态系统的整体健康状况。

以上两种观点，不存在优劣之分，它们只是角度不同而已。工厂流水线模式在某些情境下确实行之有效，但在另一些条件下，更为微妙的系统才能助力身体的蓬勃发展。

你可以把本篇看作是一堂中医速成课，来学习人体运行的医学概论。在我们开始介绍上述的三大支柱之前，请记住我们之前所强调的：保持大脑的求知欲，去探索已知方法之外的新观点。

西医的核心原则是眼见为实，在采取行动之前需要讲究证据。很多人终其一生接受的都是西医治疗，所以肯定明白这个重要原则。而证据往往可以从身体上看出来（比如喉咙红肿或肿瘤的核磁共振成像）或从诊断指标上读出来（比如胆固醇或血糖指数）。这些有形的证据成为医生的判断依据，决定是进行手术、药物治疗，还是进行生活方式干预。

尽管这些直接的证据能够让我们安心，但西医也认为并非所有可测量的东西都是重要的。反过来，你也可以这么理解，并不是所有重要的东西都能被衡量。例如，对阿尔茨海默氏症和癌症来说，早期诊断至关重要，但是任何血液检查或放射检查都难以做到。

相比之下，中医不太受到"眼见为实"这一原则的约束。中医通过观察是否平衡来判断健康与否，并通过中医学的平衡法则来调节身体的生态系统。身体被视为一个功能实体，而不是 CT 或者核磁共振成像反映出来的图像数据。它就像一个可以开展各类实验模型的载体，可以帮助你找到适合自己的最佳健康方式。

在本章中，我们将仔细探讨以下内容。

身体如何运转：尊重阴阳哲学——阴阳不单单是一种试图达到平衡的深奥、诗意的感觉，它是一个基本指导原则，即所有事物都遵循对立统一规律。

什么支配着身体：与西医学中器官"民主制"的系统不同，中医学更像是君主制。坐在王座上的是什么？是气。气是生命的力量，构成了中医世界观里的基石。它指挥着身体发挥功效，让你保持良好的健康状况或从患病的状态中恢复。

你的身体在何时运转，以及该用什么方式对待它：中国古代哲学的五行理论可以看作中医学理论的重要组成部分——五种元素相互制约，综合互补地指挥身体协调运作。为什么是"五"行呢？这是因为中医里的一切都被分成了 5 类。五是一个神奇的数字，代表了受特定规则约束的交互作用。正如西医常提五指、五趾，中医经常提到五时、五方、五季、五脏等。了解五行的主要内容及其作用，将帮助你更好地理解中医如何优化你的健康水平。

所以不妨这样理解，气是弥漫在天地间的无形无象的总根源，而阴阳和五行则是体现在万事万物中可掌控生命运行规律的物质和能量所存在的不同形式生命力，阴阳五行学说则是阐述控制生命之气的进出、升降、寒热、燥湿的"战术操作手册"。这些生命的要素统一行动，达到最终的目标：让你的身体成为一个充满生命力量的和谐生态系统。

　　接下来，让我们看看这三大支柱如何运行。

◈ 阴和阳
身体如何运转

　　在前文中，我们描述了阴阳与一种思维方式有关，即生命和身体的平衡。你可以从常见的阴阳形象中看到整个动态平衡是如何实现的。同时，生活中也处处渗透着这一哲学。它存在于人际关系中（例如在找到另一半后，你的人生会变得更加完整），存在于我们的思想中（例如你在努力实现工作与生活的平衡），我们甚至可以在三明治中瞥见它的身影（例如三明治里的花生酱和果酱的搭配）。

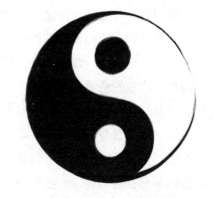

　　不过，在第一堂医学课上，我们首先要理解这一点，即阴阳不仅仅局限于哲学范畴。不论从哲学上、物理上，还是从医学上来看，它几乎是一种包罗万象的运作模式。阴阳学说源自道家哲学，它认为自然界的一切事物都有着二元对立且统一的物质和能量的存在，它们相互独立，但又相互影响。有一些显而易见的例子，比如身体的内部和外部、男性和女性、上和下、热和冷、黑暗和光明。用身体举一个具体例子可以更进一步展示这一概念。

　　让我们来观察一下身体的肌肉系统，它就是以阴阳的方式设计的

（尽管我们在西医里不这么说）：相对肌肉的运动方向相反——大腿的腘绳肌在后面发力，股四头肌则在前侧发力；上臂前侧是肱二头肌，后侧则是肱三头肌；胸部肌肉（推）与背部肌肉（拉）相对，等等。

它们的工作方式是这样的：如果肌肉能够保持完美平衡，则意味着身体运转良好，不会受伤。但如果其中一块缺失或比另一块更弱，你就无法实施或及时停止运动动作。这时你就会感到疼痛，并且有受伤的危险。在理想的自然状态下，对立的肌肉是相互合作的关系——即使它们的运动方向相反。

它们运动方向相反，但是必须一同运转。

这是一个简单的通过西医解剖学视角来理解阴阳的例子。西医学确实也提到了整个系统的平衡——身体为了寻求均衡水平而达到的一种体内平衡状态。

中医则更深入身体内部，检测每一个器官、每一个系统、每一处运行机制，它们都运用了阴阳哲学思维和调理方法来调节身体平衡。它们虽然互相对立，但是本质上是统一协调的，必须互根互存，共同努力实现生命的存续。

- 阴和阳互相交织，任何一方都离不开对方的存在。这就好像是如果没有南方，你就分不清哪里是北方。
- 阴阳就像跷跷板的两端，一方赢的时候另一方就会输。这一点与一些相互削弱的对立力量是截然不同的。
- 阴和阳轮流占据主导，正如天气会从寒冬回暖，又会从酷暑转寒。

对于不甚了解中医的人来说，我们希望这一介绍能让你理解这一令人着迷、不断变化的、对立而又平衡的存在和力量。它是所有中医治疗方法的总原则。通常情况下，中医诊断方式是识别某一部位的阴阳不足或过剩，这种诊疗甚至可以发生在症状出现之前。一旦阴阳的平衡遭到破坏，你的健康状况势必会受到影响。

中医并不认为疾病是由某个孤立事件引起的异常现象，而是源自阴阳失衡。失衡常常与无处不在的气有关。

❀ 气
什么支配着身体？

西医中没有气的概念，相反把整个人体分解成各个部分——系统、器官、组织、细胞及其功能。

在中医中，气是至高无上的统领或生命动能的形式，管理并维护你的整体健康水平。

在西方，人们急于将它简化为最容易理解的形式，于是将"气"描述为身体的生命力，认为它本质上是一种精神、灵魂或能量——所有这些都是十分虚无缥缈的概念，很难被理解成"真正的"医学。

但气远比我们的认知更为深刻和强大。了解它如何管理健康，你将明白中医如何使用药物来促进气在体内的运行，从而平衡阴阳。

简单地说，气是构成整个宇宙生命力的物质和能量。中医认为身体就是一个微观的宇宙，因此你的身体也是由气——这种精微的物质和能量来运转的。我们刚刚提到，中医把一切事物都分为阴阳两部分，所以不难理解气也有两面——较为具象的一面和较为虚无的一面。阴气指的是能够驱动各类生理活动的物质向收缩、成形、下降的方向运动（骨骼、肌肉等），而阳气则通过能量的流动来实现各类生理功能向扩张、向上、升华的方向运动（血液、体液和整体能量的流动等）。

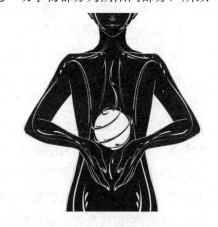

对于熟悉西医的人来说，这个概念不会造成太大的理解难度。众所周知，物质和能量是可以互相转化的。物质是由分子构成的，分子是由原子构成的，原子由原子核、电子构成，原子核由质子、中子构成，质子、中子还可以无穷无尽分解下去。原子不是构成物质的最小粒子，只是化学反应中的最小粒子，而能量可以聚集或分离微小的粒子。中国古代哲学家把物质和能量统称为气。在西医中，单个细胞被认为是身体最小的功能单位。所以，可以先这么理解，中医概念里的器官是由与之类似的、但是不受到物理边界限制的抽象细胞所组成，就像我们简单地称消化功能为脾气、生殖功能为肾气。接下来，我们再往前推进一步，中医里所有不同类型的功能（或器官）都有一个共同的名字，那就是"气"。

气的美妙之处在于，它几乎掌管着身体的一切物质和能量的转运、转化，并以各种形态存在，例如下面几种。

● 卫气：负责免疫功能（抵御入侵者）。
● 谷气：由食物的消化产生。
● 清气：与空气相关，并由其升腾而成。
● 宗气：负责呼吸和血液循环。
● 营气：负责身体营养和津液的转运和流动。
● 元气：与遗传相关，即由先天禀赋所产生的能量，也就是生命的源动力。

气既表现在功能上，也表现在物质上。它能确保身体茁壮成长，以最佳状态运行——不仅仅是解决问题，还有更多作用：不论是柴油发动机的动力，还是一群可爱小狗的魅力、水泥墙体的牢固程度，亦或是奥斯卡获奖演员的情感张力，都可以通过它得以加强。

虽然我们不需要深入探讨气的所有种类（正如刚刚介绍的那样，气有很多种），但是当我们研究各类疾病的诊断和治疗时，从气的角度来分析它们会大有助益。

气的一个重要的特征是它的动态性。气在脏器和身体其他部位有规律的运动称为"气机"，这个运动有四个容易理解的方向——升、降、出、入。例如，食物在胃中流动，因此胃气的运动方向是向下降的，这一过程如果出现任何问题，就可能导致恶心和呕吐。同样，肺气因跟随呼吸运动而进进出出，如果气虚就会出现咳嗽和哮喘症状。这一运动形式甚至超越了物质层面，例如脾气通过"运化"作用而向上运动。

气还有另一种令人难以置信的运动形式——通过一个"公路系统"（经络）运行在整个身体。

除了运动之外，不同的气也可以相互转换，称为"气化"。比如元气（与遗传相关，先天所生的）与谷气（与食物相关）和自然界的清气（与空气相关）相结合，形成营气和卫气。从本质上讲，气化就是西医所说的各种新陈代谢和能量转化的形式。

气的形态多样，气虚的表现形式也千差万别。在临床实践中，中医通常认为气虚为阳气虚（即功能和动能障碍）。虚是身体亚健康的标志，即阴阳失调，但在实验室检测或 X 光检查中，通常看不出明显问题。例如，你可能会因为心气虚而入睡困难，这是中医里十分明确的病因。然而在西医中，失眠往往是一种难以捉摸的症状，很难诊断出明确病因进行治疗。

❀ 五行

你的身体在何时与何样运转，以及该用什么方式对待它

简单地说，一切事物都有阴阳之分，几乎一切事物也都可以由五行（木、火、土、金、水）组成。

这种"五"的概念是中医如何奏效、如何诊断症状、如何治疗疾病的支柱。正如本堂速成课之前提到的大部分内容一样，你并不一定要记住各种"五"的概念里的每一个细节，更重要的是要结合实际，来理解中医在治病、养生中的实际作用。接下来，我们不会深入到每一个层次，但是会介绍其中主要的类别作为入门了解。

五行：木火、土、金、水

五行是构成宇宙的一部分，因此它们也反映在身体的方方面面。用中医的术语来说，它们象征着我们健康的各个方面——我们的情绪、症状和整体健康。你可能认为它们是象征性的，但它们确实能与自然现象联系起来。

- 木：能伸能折——象征发芽、生长、分枝，以此表征气、血、津、液等运动中"疏泄""规整"或"突破"的力量。
- 火：向上燃烧——象征血液循环的动力和身体活动的动力。
- 土：可播种，为生长提供营养，并可收获果实——象征营养的供给和收获。
- 金：塑造和硬化——象征着猛烈转变的力量，继而演变成分散和肃降的动力，就像秋天果实落地和树叶凋落。
- 水：向下滋润——象征涵养再生和生长的滋润。

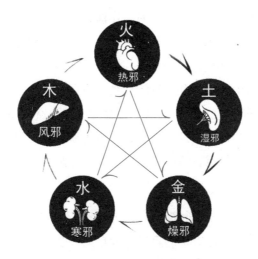

五行彼此之间有着复杂的关系，我们称之为"相生"和"相克"。如上所示，五行构成了一个循环，每种元素生成另一种元素（由灰色箭头表示），每种元素亦可克制所生元素向前再生的一种元素（由红色箭头表示）。例如，水生木，木生火，水克火。这些关系都是符合日常逻辑的。但从根本上说，五行可以被理解为一个数学定律，每种元素都是一个代数符号，从而形成一个超越简单数学公式所能代表的网络互动关系。

中医认为人体能够反映自然，"五行"在人体上也有各式各样的生命表现，例如五邪、五志、五脏等，它们都遵从相生相克的规律。

👁 **五邪：风邪、火邪、湿邪、燥邪、寒邪**

这五种致病因素乍一看像是对气候的描述（的确如此，因为自然界和身体是相互关联的），但它们也代表着对应身体的病理特征。

- 风邪：快速变化的急性症状——皮疹、中风等。
- 火邪：热性症状——发烧、疼痛、发红、出血、尿黄。
- 湿邪：凝滞——饭后腹胀、消化不良。
- 燥邪：干燥——皮屑、嘴唇干裂、口干舌燥。
- 寒邪：寒冷——畏寒、四肢冰冷。

当这些病邪在体内站稳脚跟时，中医称其为"实"，与之对应的是"虚"，它的根源来自最初的阴阳失调。"实"通常是从最初的失调发展而来的疾病。病邪可以单独入侵，但在大多数情况下，它们会一同出现。识别病邪对中医诊断和后续治疗具有重要意义。

值得一提的是，中医的病因学也使用类似的术语来描述环境里的"病原体"，称为外邪。外邪有6种：风、寒、暑、湿、燥、热。每一种病邪都有自己的特点，我们将在之后章节中加以说明。

👁 **五时：春、夏、长夏、秋、冬**

五时是中医对季节的划分，其中长夏对应的是我国中部地区的雨季。中医正是从中原大地的百姓与大自然和疾病作斗争的经验演变而来。人体是对宇宙的一种映射，这意味着我们不能以孤立的方式来提升生命的活力和效率，而是应当对不同季节作出不同反应。这些季节也与我们身体的病理相对应。例如，春天是生长的季节对应肝的功能；而秋天则比较干燥，是燥邪易发的季节，对应肺的功能；冬天是储粮和补充身体的季节，因此也是进补的好时节，对应着肾的功能。

五时、五邪和五行共同构成了一种联系。现在，你就可以理解为什么火邪与愤怒或皮肤发红有关，这其实是因为它象征着火和夏季。同样的道理也适用于风邪，例如由过敏导致的打喷嚏和咳嗽，其诱因往往与春天里树枝开花有关（象征着五行中的木）。

◎ 阴阳脏腑：肝和胆、心和小肠、脾和胃、肺和大肠、肾和膀胱

还有一种"五"的概念与"阴阳"器官相关（这些器官都是成对出现的）。我们之前已经提到，中医学里的器官不是西医认为的解剖意义上的结构，中医学是从功能的角度来看待它们——每个器官或功能都有一个对应的合作伙伴。

中医学有五大成对的"阴阳"器官，它们的功能也是互相关联的。"阴"器官（称为脏）具有多种系统功能，"阳"器官（称为腑）则与外界相联系。对于从小接受西医理论的人来说，这确实有些难以理解。心脏和小肠到底是怎么联系在一起的？在西医看来，心脏是负责泵血的，而小肠则负责将消化后的食物的热能摄入人体。在中医学里，器官的含义和你在生物解剖课上学到的并不一样，它不是一团能够通过大小、尺寸或成分来描述的组织。中医的肾脏所指的并不单纯是指一对位于腹部的约 12 厘米大小的豆状器官，中医里的器官是包括解剖器官在内的人体内各类功能的代码。

- 心：主血和脉道，还主要掌管人的精神情志。
- 肝：为气和其他动力的运行清除阻塞的疏通器。
- 肾：储藏身体内精气、元气的基础，遗传自父母，具有先天禀赋的决定性。
- 胃：收纳食物的容器（如果你有过吃到吐的经历，你一定很清楚它的含义），能把吃进来的食物做初步消化。

- 脾：可将食物（中医称之为精华）转化为营养物质，化谷气为营卫之气。
- 肺：负责汗液和呼吸之气的宣发肃降，让清气转化，驱使营卫之气循环。

当然，西医里的器官功能和中医对它们的看法有一些明显的相似之处。但在这里真正的关键是，不要把器官看作一团细胞，而是把它看作身体实现茁壮成长的需求信号和特定生命活动的场所。

中医和西医之间的差异在这一点上体现得淋漓尽致：西医通常要求一个具象的、合乎生理学逻辑的解释，而中医则基于源远流长的阴阳平衡理论来观察身体和不同脏腑之间交织互动（见表3）。

表3　中医脏腑功能

脏（属阴，藏而不泄）		腑（属阳，泄而不藏）	
名称 （别称）	功能	名称	传输功能
肝 （疏通器）	● 藏血 ● 疏通气、血、液	胆	胆汁，帮助食物消化
心 （驱动器）	● 藏神 ● 为血液运动提供动力	小肠	食物营养吸收
脾 （转化器）	● 将食物转化为营养物质或精华	胃	食物降解和消化
肺 （分液器和下降器）	● 分泌汗液，流鼻涕，排尿 ● 水的蒸腾代谢和肃降	大肠	废物排出
肾 （先天能力和后天功能的维持器）	● 藏精（遗传和先天禀赋的物质） ● 水的代谢和渗出 ● 纳气	膀胱	尿液

◉ **五志：怒、喜、思、悲、恐**

情绪有多种形式，但中医认为情志在很大程度上也是源自"五行"，并将其视为健康的指标。情志失调会导致相应器官特异性的损伤。

- 怒：伤木气——影响肝的正常功能。
- 喜：伤火气——影响心的正常功能。
- 思：伤土气——影响脾的正常功能，正所谓"过虑伤脾"。
- 悲：伤金气——影响肺的正常功能。
- 恐：伤水气——影响肾的正常功能。

在我们结束"五行"的讲解之前，还要介绍两个紧密相关的要点。首先，所有这些因素在疾病诊断中都起着共同的作用，中医往往会综合考虑季节、症状、周期、身体特征和人的情绪。

其次，鉴于这一指导原则已被高度简化，在实践中需要灵活使用。虽然火邪主要与心有关，但这一病邪也经常入侵其他器官，而心脏问题也有可能涉及多种病邪。中医的工作就像一个实地景点导游，需要获取所有的线索，来确定最佳的治疗路径。

从整体上看，"五行"的思维方式为中医提供了最佳配方和诊疗方案的模型，从而帮助解决失调问题，让身体的生态系统恢复到最佳的自然状态。这种不拘泥于现代西医规则约束的中医法则让它成为当之无愧的医学艺术。

❖ 三者叠加

阴阳、气、五行这三个原则是中医思维的整体架构。三者综合考虑，就能回答中医里的五大问题——是什么，是哪一个，在哪里，在何时，以及如何做。你可以将它们视为一种可以描述健康和疾病状态的特殊语言或思考逻辑。例如，"脾虚"指的是在脾（在哪里）中的气（是什么）的一种状态，"虚"指的是阴阳的天平倾向了哪边（如何）；"寒湿阻脾"是指脾（在哪里）表现出了寒湿病理的状态（哪一个）。

尽管这些术语乍看之下有些奇怪，但随着你对"三大支柱"原则的深入了解，你会逐渐理解中医这套话语体系。这就是为什么我们在本书的副标题中把中医称为"密码"，而本书正力图从生物层面或现代科学层面"破译"这套密码。

这种密码源于与自然的直接联系。举个例子，肝主疏泄是因为它受到五行中"木"的影响。不过，这套密码已经随着时间的推移不断演变，从而更具实用价值。它的起源和进化过程都与西方医学截然不同，就像在与世隔绝的马达加斯加岛上进化而来的特殊物种一样，这些物种独特的生物学特性会令生物学家赞叹不已。同样的，从生物层面破译中医这套远古密码也将帮助我们获得对医学的新见解。

如上所述，这套语系编码也体现了功能和艺术之间的平衡。通过基本的模块构建，中医可以探究问题的根源。但是在治疗方法上，中医又具有艺术般的精妙之处。它兼具功能与风格，独自创造了艺术的治愈方式，从而使得中医在早期实践中就能体现个体化医学的特征。

以哮喘为例，中医认为哮喘是肺的问题，并且明确了多种成因，其中之一是脾的阴阳平衡失调而导致的脾虚。因此，一种有效的哮喘治疗方法是使用我们在第113页提到的健脾方。中医在治疗时会考虑多种因素，包括时令和其他可能在问诊检查中发现的与个人和环境相关的影响因素。

这种功能和艺术兼备的方法是阻碍大众接受中医的障碍之一，因为如果他们看不见，就无法相信。然而事实上，许多病痛的感受是无法用看得见来诊断的，因为生命本质的复杂性难以达到什么都能看得见。

但实际上，你确实能看到中医是如何治疗的，并能实实在在感受到疗效，只不过并不是通过我们惯有的那个视角。

经络系统

经络系统是中医体系里的高速公路。它是气、血、和病邪流动的通道，其穴位点也是针灸等多种中医治疗方法的主要节点。西医里也有一套众所周知的高速公路系统，其中最为人熟知的是输送血液和营养的血管，以及像快递公司那样传递信息的神经通路，当然还有专门传递免疫力的淋巴管道。

西方人很难理解经络系统，不仅因为它是气的通路，还因为它将人体的某些通常看似不相关的部位联系在一起，比如脚上的一个部位与头痛有关。但我们在西医的研究方式下确实能看到真实的证据。例如，当针刺在中医的特定经络上时，大脑的相应部分也会被"点亮"，产生相应的变化。可以认为它是通过感觉神经刺激向大脑发送信号来实现的，而不是通过医学课上教授的传统途径。

即使中医的体表图上清晰地绘制出了经络走行，西医学者还是绞尽脑汁地试图找到任何有关经络的实际证据。不过，你不需要考虑这么深。读完本章后，也许你已经意识到经络就像气和中医的器官一样是功能性的，而不是有形具体的。换句话说，构成经络的穴位以某种方式——可能是神经或激素与相应组织细胞群分泌的物质——影响脏器，而它们可能与生理解剖结构没有任何特定的联系，也不应将其局限于身体某个特定的组织结构之上。没有人能确立气或者经络存在的踪迹，或是定义中医脏器的大小范围。就像在波粒二象性规则下难以捉摸的光子一样，它们可能潜藏在人体的任何地方。气和经络的关系也许就像天然气和石油与地下网状缝隙的关系一样，你从地上看不清天然气和石油在地下流动的网络结构，但是你是能真正发现和抽取出这些充满能量的特殊物质。

健康之窗

我们可以从身体的细微部位来了解中医如何描绘身体里的相互联系。

耳朵：耳朵通过各种经络与身体的各个器官或系统相连，按压或按摩特定的耳穴可以帮助解决各种问题。例如，轻轻按摩耳垂部位可以缓解头痛或眼睛疲劳，摩擦靠近耳道入口的部位可以帮助改善血液流动，刺激耳内脊可以帮助减轻背部和肩颈的紧张或疼痛。

唇色：唇色淡，说明气血和营养不足；唇色深、唇干，说明体内过热；嘴唇皲裂，说明脾胃需要补充水分；嘴唇疼痛或皲裂是燥热的表现；而嘴唇发紫是血瘀的表现。

舌头：舌头的颜色会根据你的整体健康状况而变化，舌头的不同部位对应着不同的中医脏器。正常的舌头是粉红色的，所以如果你的舌头是苍白的，说明你的气血不足，容易出现疲劳倦怠。舌色暗红表示"实热"，表现为焦虑或失眠。舌苔也能体现身体内各种各样的问题。例如，舌苔厚腻可能意味着你消化不良，会导致体重增加或精神不振。健康的舌苔应当是薄而白的。

眼睛：眼睛也能透露体内的健康状况。眼肿则脾虚，眼红则可能与肝火有关。

阻滞：健康的敌人

我们都知道，对于河流、事业或爱情来说，"阻滞"都不是一个好的形容词，我们的身体也是如此。

当我们的能量——包括血、体液和系统——都在运转时，我们的身体会处于最佳状态。当它们像河流一样流动（而不是像水坑一样泥泞）时，身体最为强壮。中医的目标之一是避免生理层面的阻滞，让体内能量物质能够基于生命的节奏强有力地流动。

阻滞状态下会发生什么？这要分很多种情况。如果情志（中医术语，指精神活动）受到限制，就会出现抑郁。如果脾（消化功能）减慢，就会出现便秘，常伴有腹痛。身体阻滞会带来各种痛苦。中医的说法是"痛则不通"。关节疼痛和肌肉疼痛都是由所谓的"阻滞"引起的，例如喉咙痛就是因为喉咙阻滞。

鉴于阻滞是许多疾病的共同特征，中医认为阻滞本身是一种病理因素，而身体中有一种特殊的力量，中医体系里的肝在对抗它。肝脏被比作"疏通器"，它能清除气、血和体液流通的障碍。我们之前提到过，中医的器官功能不由生理解剖特征来决定。这种独特的观点常常让西方人在了解中医时感到困惑。

那么是什么导致了阻滞呢？首先可能是肝的原因。当"疏通器"的功能失调时，就会出现肝气郁滞（这个术语会在本书中多次出现）。其次可能是由于中医的"病邪"，即"病原体"（风邪，火邪，湿邪，燥邪，寒邪）。虽然这5种病邪在中医里都同样关键，但我们在这里特别介绍一下与阻滞尤为相关的湿邪。

在此之前，你可能认为"湿"是一个模糊的象征性概念。这里的"湿"到底是什么意思呢？

湿的本质是一种病邪，与"身体水肿"的西医概念不谋而合，即生命的能量（气）出现凝滞或停滞，不能在器官或组织周围移动。当湿气侵入人体后，体液和系统的循环就会变缓或停止，造成阻塞，并引起诸如免疫、循环和消化系统的局部系统功能障碍。

中医辨证治疗的玄机

中医是如何因人而异地进行诊断和治疗的

○ ○ ○

还记得你煮咖啡时的感受吗？简单直接，无需纠结。只需要打开咖啡壶，煮好咖啡，然后享受它即可。

而如果你走进一家咖啡店，摆在你面前的是无尽的选择：不同大小的杯子，不同的口味，不同的调配，打入两泵这个或加入 3 小杯那个，带奶泡或不带奶泡，换成杏仁奶或椰奶，卡布奇诺多加奶或少放糖，以及在店员的建议下加上稀奶油……你可以想怎么搭配就怎么搭配。

中医在选择诊疗方式时，有点类似现代的咖啡师。这份工作的关键是考虑各种各样的因素和选项，最终找出最适合你的配方。虽然你不会真的像点咖啡那样点一份"超大杯黄芪拿铁，额外加气"，但关键在于你可以进行个性化定制。

西医通常采用标准的治疗方式：对 Y 型感染开具 X 处方，对 Y 型功能障碍做 X 手术，对发痒的 Y 部位涂抹 X 乳膏。

而中医却非如此。中医诊疗里的代数方程更有艺术性，不仅考虑了 X 和 Y，还考虑了所有决定 Y 的因素和哪一种 X 会是最佳选择——数学中"自由度"概念在这里得到最充分的展现。

对于许多人来说，这个概念并不容易理解。比如说，为什么不能对"同样的问题"采用同样的治疗方法呢？这一切都要追溯到中医的基本原则。身体的健康平衡可能会因为很多原因而被打乱，例如时间、气候、个人生理状况等。因此，对某一类问题只规定一种治疗方式，更像是机械的设定，而不是个性化的方法。

这就像是自动咖啡机里出售的常规咖啡和咖啡师亲调的带双份浓缩咖啡的大杯焦糖玛奇朵之间的区别。

在我们深入探讨具体的疾病和其病理之前，我们将首先简要介绍中医诊疗的方法。这些基本理论将帮助你了解中医是如何在疲劳、腹泻、疼痛、哮喘、心脏问题、性功能障碍等方面发挥作用的。

中医学治疗的标准围绕着人性化原则来制定，每位中医都竭尽全力通过治疗的技术和艺术来帮助患者。

❀ 中医如何诊断

中医没有实验室，他们不会采集血样放在显微镜下研究，也不会通过机器上展示的各种数字来做判断。他们不会采用 X 光、CT、核磁共振或超声波来检查患者身体内部的问题，甚至不会连接心电图来检查患者是否心脏病发作。最令人惊讶的是，他们甚至不用听诊器。那么，中医如何才能做出正确的诊断，确保患者得到最好的治疗呢？这里面的秘诀是什么？

让我们以最常见的中医病证之一——气虚为例，以下是典型的中医诊断过程。

当患者进入诊室时，医生一眼就能从他的肢体语言看出他神情倦怠。患者用低沉的声音自述："我好累。"再仔细一看，他的脸色苍白，舌体肥大，两侧均有齿痕。

医生开始怀疑是气虚的原因，随后问了一些问题，例如患者是否经常感到气短，常常在没有剧烈运动的情况下出汗，以及是否容易患感冒。最后，医生会给他把脉，脉弱则为气虚证。

到目前为止，出现了以下 4 种中医诊断技术（四大评估），每一种都提供了对健康的独特理解。

- 望：对体格、面部（特别是舌头）进行检查，可以发现许多揭露身体状况的迹象。例如，舌体肥大，两侧有齿痕，舌苔发白，均说明气虚。

- 闻：患者的声音还有他们身上的气味也透露了许多信息。例如，气虚患者说话声音较低，某种特殊的体味可能与某个特殊的病关联。

- 问：医生通过问患者问题来了解症状。例如，恶寒暗示阳虚，夜间尿频是肾阳虚的典型症状。

- 切：中医能够令人惊叹地分辨出 28 种对应不同病理的脉搏模式。例如，如果出现类似触摸小提琴弦的脉动，中医上称为"弦脉"，意味着肝和胆出现问题，有时伴随着慢性疼痛。

所以，中医诊断依靠患者的症状、舌象和脉象等。中医里的证候诊断是一个与西医完全不同的概念。中医将诊断的不同方面命名为"象"（模式）。不同的模式结合起来构成了一个"证"或综合征。西医里的综合征只是一组经常同时出现在患者身上的症状（如肠易激综合征），但是西医并没有揭示其潜在的病理。

相比之下，中医证候是中医辨证的重要组成部分。在三大原则（阴阳、气、五行）的背景下，中医辨证分析从诊断中获得的信息。它就像一个可将输入数据（四大评估）快速输出为全面诊断的处理器。

或者换句话说，西医能够诊断出一辆车是否在行驶，而中医则会通过听引擎的轰鸣声——听它的流畅度还有发出响声的方式，来评估整体运行状况，从而优化汽车的性能。

这就是为什么中医诊断往往是即时的。通常情况下，你去一次中医诊所就足够了。你不会看到患者在不同的化验科室跑来跑去，更不会在他们的病历上看到连续几周或几个月的 FUO（不明原因的发烧）记录。

中医不依赖放射学和生物化学评估自然有它的道理，而其中的关键在于整体观。回想一下我们之前提到的，中医的器官是功能性的，而不是生理解剖层面上的。因此，中医在实践中极少通过 CT、核磁共振成像或活检来诊断疾病，也很少使用生物化学标记来查找新陈代谢可能出错的部位。这里就将我们引入了中医的另一个基本原则"部分反映整体"。全身的病理可以反映在身体的某个特定部位，脏腑的疾病可以反映在相应的身体外部特征上。例如，眼睛干涩通常表明肝阴或肝血不足。看似"原始"的中医诊断其实非常有效。

不过，这并不是说复杂的西医化验在中医里毫无地位或没有帮助。在评估一个混合系统时，如果能有一种诊断标记来测量你体内的气，那将意义非凡。中医可以通过视觉、身体检查和症状来诊断身体是否失衡，而西方文化是否会接受气的概念呢？换句话说，有没有一种方法可以明确表明你的体内之气过量或不足，从而相应地进行治疗？气真的在体内存在吗？这确实很难检测到。但想象一下，如果有一天你的血液检测板上可以同时记录下高密度脂蛋白、低密度脂蛋白、IgA、维生素 B_{12} 和气的情况，那该是多么令人兴奋。事实上，科学家们正在研究新的生物标记物，以融合到上述"望闻问切"四大评估中。如果看舌象能够判断是否气虚，那么胸部的 X 光片是否也可以？或者说，唾液中淀粉酶的检测是否也能作为诊断脾气的依据？

中医诊断研究的另一个重要领域是对"望闻问切"进行标准化，从而实现诊断一致性。举个例子，到底是多低的声音意味着气虚？科学家们早已想到了对中医进行标准化研究。近几十年来，我国在规范中医诊断领域开展了广泛的研究。例如，北京中医药大学的王琦教授基于数以千计的气虚患者的数据，从一系列与气相关的症状中整理出体质评分细则（与你在本书开头做的小测验的原理相同）。这个评分表创建了一套指标体系来衡量气的水平，就像血糖化验报告一样。这样明确的标准不仅有助于诊断的准确性，也为严格检验中医疗法的临床试验铺平了道路。

❀ 健康在于预防 ～～～

　　毫无疑问，我们正处于糖尿病、心脏病等慢性病频发的危机之中，这些疾病正在夺去数百万人的生命。虽然西医在治疗方法上取得了各种各样的进步（其中许多非常有效），但由于目前仍没有具体的方法来控制快速增长的慢性病发病率，我们可以把目光投向历史悠久的中医疗法，看看它如何对抗和治疗慢性病。事实上，与西医相比，中医十分擅长对付这些慢性杀手。

　　众所周知，慢性疾病历来都难以攻克，通常需要进行终身药物治疗，而且患者须忍受伴随终生的症状和问题。我们将通过本书为你详细讲解慢性疾病，而其中许多类疾病的共同生物学特征都可以归结为人体中出现了某种系统错误。由于身体继续与这个错误共同运转，这个错误在之后成了身体循环和反馈链的一部分，导致人体的整体功能受损，最终导致生命力量的退化和疾病的出现。

　　以慢性炎症为例：当你的免疫系统反应过度，无法及时停止，就会出现炎症。因此，当你的身体处于持续的战斗状态（炎症）时，就会引发一系列反应。尽管可以通过调节生活方式和药物治疗来缓解，慢性炎症仍然很难根治，除非医生能找到引发炎症的根源和反应——而这一直是西方医学在不断努力想攻克的难题。

　　而中医把人体看作一个整体，它通过扫描整个身体系统来找出主要是哪些"病邪"导致了这些慢性问题，从而找到问题的根源。

　　虽然西医在治疗创伤和应对突发疾病时更富有针对性，但是中医在治疗慢性、衰竭性疾病时能够从更全面的角度出发，无论是疼痛、疲劳还是激素失衡问题。以头痛为例，中医从整体观察整个身体，从而找出是内部脏器或系统的哪一部分引起了头痛。例如，中医把高血压引起的头痛归结为肝阳上亢，因此对应的治疗是让肝阳平息，而不是简单地止痛。这种方式对你的长期健康至关重要，如果能平息慢性疾病，不仅能够获得更高的长寿几率，还能提高你的生活质量。

为什么中医擅长治疗慢性疾病？

首先，慢性疾病在发病之初总是难以捉摸，而且病情发展缓慢，在起初的亚临床阶段不会表现出任何症状。慢性病的本质其实是你的阴阳平衡开始向某一个方向摇摆，但还没有超过临界点。这就是中医病理中"虚"的概念。中医之所以擅长于预防，是因为它有明确的概念和处理方法，比如通过药物来补虚。

其次，"虚"会招致病邪。正如古医典籍所言："正气存内，邪不可干。""虚"的程度加重会导致病原体的入侵，这就是慢性病典型症状开始显现的阶段。脾湿就是一个很好的例子：不健康的饮食，如过多的脂肪和甜食摄入会损害脾，导致脾虚，继而带来湿。

在常见的慢性疾病中，这种情况屡见不鲜。中西医在看待慢性病的起源和进展方面既有相似，也有不同，这一点非常重要，也十分有趣。

西医→健康　　　平衡←中医

西医→亚临床阶段　　虚证←中医

（疾病的早期阶段）

西医→临床阶段　　实证←中医

（病邪入侵）

中医倾向于将身体看作一个整体，找出虚或实、过热或过寒的部位，在问题浮出水面之前就重新建立身体的平衡。中医更加看重的是将养生保健作为日常生活的一部分，避免日后出现重大问题。它尽量避免问题出现之后再行动，而是更注重预防。不过，这并不意味着中医在问题出现后没有解决办法，它只不过是更关注如何通过促进身体健康，保持平衡和活力，从源头避免问题的出现。

❀ 治疗的主要原则

在我们开始介绍中医的治疗方法之前，我们有理由先来了解一下中医是如何看待治疗的，因为中医的行为往往是基于特定的原因。中医里的指导思想主要如下。

- **预防第一，治疗第二。** 通常情况下，西医要么关注预防，要么关注治疗，而中医则可以同时兼顾治病和防病。当然，它们更像是保持健康的微小助推，毕竟中医里是没有心脏直视手术这类治疗方式的。

- **个性化至关重要。** 当西医谈到个性化医疗时，你可能会联想到家族遗传史之类的话题。而中医不仅会考虑如何评估每个人的先天禀赋及身体状况，还会考虑环境等因素，季节、时令和许多其他个人情况（如情绪状态）都会影响身体的平衡。这些因素在上一章里已经进行了介绍。

- **殊途同归的治疗结果。** 西医的治疗是为了祛除皮疹、消除疼痛，或清除黏液，而中医的最终目标是恢复气的自由流动，这样皮疹和疼痛就自然随之消失。这意味着要判断体内是否出现虚或实，并对治疗方法进行调整，以恢复全身的阴阳平衡。这就是为什么中医的解决方案如此多变和微妙。治疗是一门技术与艺术的高超融合——重建身体平衡，优化全身健康。

◉ 主要治疗方式

西医治疗方式主要有手术、药物和生活方式的调整。中医的治疗手段乍一看很相似，但细节上却大不一样。中医会使用各种方法来恢复身体平衡，主要方法有以下几种。

中药疗法：我们已经熟知，中医的治疗哲学源于中国古人对人与自然的认识，即天人合一。中药来自草药、矿物质，甚至动物组织，但主要是能够产生疗效的草药化合物。你可能会半信半疑，毕竟世界上有数千种不同的草药——而这实际上就是调咖啡式的疗法为何如此有效的原因。

药用植物的发现和使用始于中国古代掌管农业之神——神农。神农品尝了不同地方的植物和水，测试它们对身体的影响。神农尝百草的传说生动地描述了古人如何发现草药对人体的影响，例如薄荷叶对喉咙有清凉和舒缓作用，生姜有助于舒缓胃部，大黄能够缓解便秘，等等。人们逐渐学会了什么时候应当吃什么、不该吃什么，以及不能吃什么。

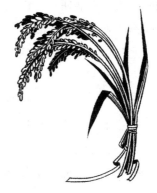

草药通常会几种组合使用（即药方）。使用何种组合取决于多种因素，如个体平衡、时间、季节等。中药配方通常包含一类治疗主要病证的成分（君药），一类治疗次要病证的成分（臣药），一类抵消治疗不良反应的成分（佐药），以及一类促进吸收、调和诸药的成分（使药）。

本书之后的章节会对此详细介绍，不过值得一提的是，在所有的药用植物中，草药占据了最大的比例。

中医里约有365种重点药物（象征一年365天，植物药占了很大比例，所以传统中药学称"本草"学），用来治疗绝大多数疾病。基于不同的身体情况和症状，这些草药会以不同的组合搭配使用。

这些药方可帮助恢复体内平衡，主要分为两大类。

1. **按照寒热属性分为寒、热、温、平、凉五大类**，每一种都与治疗中医的火邪和寒邪有关。

2. **分别对应酸、苦、甘、辛、咸五种味道**，每一种都对应中医的五脏之一，例如酸对肝、苦对心、甘对脾、辛对肺、咸对肾，并对其有治疗作用。

在本书的后半部分，你会看到许多具体示例，如青葙子可以清肝明目，肉桂皮可以祛寒暖胃和补肾。

一旦开始在体内进行这样的"化学实验"之后，最大的潜在风险是中药和西药之间的相互作用可能产生不良反应。虽然所有药方都通过了单独的测试被批准使用，但假设同时服用 6 种西药和中药，会发生什么后果尚不明确。因此，时刻让你的护理人员知晓你正在服用的所有处方剂或其他药物，这样他们既可以阻止过去报道过的不良反应在你身体里发生，同时也可以密切关注身体的反应。此外，他们也能从你的案例中学习，将其推荐或应用到其他有类似问题的患者身上。

食疗：东方人相信食物具有难以置信的治愈能力，而且他们早就意识到了这一点。天然的食物，而非包装食品，对身体有着积极的影响。我们将在下一章详细讨论食物疗法，你将发现中医对食物有深入的了解，堪称是一门中医版的营养学。

中医饮食往往围绕着具有滋补和预防作用的食物。这些补品通常可以每天食用。可别误以为我们在谈论维生素 C 和锌片这样的膳食补充剂，我们指的是真正的、美味的食物。比如山药就是一种很好的食材，在滋补身体的同时也可以做成一顿佳肴。

但东西方对食物的力量持有不同的看法。在西方，人们倾向于简化食物的概念，它要么是完全健康的，要么是绝对有害的。比如蔬菜是不错的选择，而那些甜腻的、奶酪渣能够黏在手指上一整天的膨化食品就不那么健康了。相比之下，中医不仅考虑食物本身，还考虑食物如何与自然宇宙相互作用。例如，中医饮食理念中"冬吃萝卜夏吃姜"的说法，就体现了食物与身体的相互作用受到季节影响。这里的姜在早上食用有助于温暖肠胃，但在晚上则是有害的，会适得其反。

气功：气功的字面意思是促进气血流动的技巧，即通过特定的锻炼方式，达到推动气血流动的功效。气功是中医治疗的常见方法，包含多种技巧，但都是通过调节精神状态、身体运动和呼吸来改善身体功能。其中，精神状态是最重要的，许多气功技巧都是改善精神状态的方法和手段。回想一下我们在前文中谈到的 5 种情绪，它们都对健康有直接影响。同样地，气功通过调控人的精神活动来改善气血状态。

我们都很清楚，动作和呼吸可以影响精神状态。例如，当你受到巨大冲击时，可以做一个深呼吸，从而达到减缓压力的目的。大脑中控制呼吸和运动的部分也与你的情绪有关。因此，气功所做的就是协调这些联系来促进健康。从这个层面来看，气功和体育锻炼是非常不同的——尽管在行业外的人看来可能会将其混为一谈。

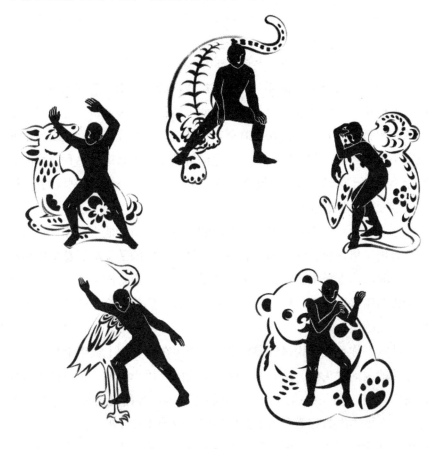

气功发展成了各种各样的派别，静态气功看起来像瑜伽或佛教冥想，而动态气功协调锻炼的是身体运动。其中一种叫作五禽戏，通过模仿熊、虎、猿、鹿、鸟等5种动物的动作和表情，从而产生强身健体的

功效。还有一种叫作八段锦，由 8 种动作组成，每一种动作都有助于相应脏器的保健和护理。具体的动作套路可根据个人脏腑、疾病和体虚程度的评估结果进行定制。

在西方，人们也越来越多地强调运动——不仅仅是增强肌肉或燃烧脂肪，而是提高身体在不同运动层面的能力。气功正是这样一种通过不同的招式实现这一目的的运动。下面是最简单的气功锻炼方式。

● 盘腿坐式：脚背可以触地，也可以放在另一侧大腿上。这是气功最基本的姿势。

● 呼吸法：将注意力集中于肚脐下 4 指处，轻柔而富有节奏地呼吸。

气功通常用于治疗抑郁、疲劳、疼痛，甚至应用于美容领域。

太极拳：太极拳起源于几百年前明末清初的一种武术。它植根于中国的阴阳哲学。其中的诀窍是避免直接抵抗对手的攻击力量（阳），而是以柔软的巧劲（阴）迎接它，使它消解殆尽。逐渐地，一种温和的太极拳演变成了保健运动。它包含一些气功的元素，特别是控制气的运动，但更加强调力量的提升。

想象一个正在锻炼手臂肱二头肌的举重运动员。他来回屈伸手臂，锻炼肌肉，但他只关注了那块肌肉。而气功关注的是头脑、身体或精神的特定问题。太极拳更像是一种全身举重运动，通常需要更复杂、更精心编排的姿势。它已经被证明可以减少各种疾病的疼痛，还具有减少焦虑等方面的益处。

针刺：你可能听说过针刺疗法——中医在患者脚上或手上扎一针，就能缓解或治愈头痛。是的，这确实是真的，用小而细的金属针刺入身体特定穴位，参与经络运行。你可能还记得，经络是流经全身的气的通道，它把体内的脏器和其他部位的能量流动连接起来。因此，刺入经络中的针能够调节身体中的气，无论是气虚还是气滞。针刺可有效减轻术后疼痛、妊娠期恶心、化疗引起的恶心呕吐和牙痛，且基本没有不良反应。

令人摸不着头脑的经络现象究竟是基于何种作用机制，目前尚未明确。研究人员发现，在像合谷穴（以通过手部按压来缓解疼痛而著称）这样的穴位上针灸可以增加血液内啡肽，这是一种与吗啡类似的能够缓解疼痛的激素。因此，经络现象或许能找到类似的科学解释，但对于科学家来说，探索的道路仍然很漫长。

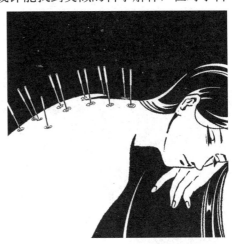

兴趣小贴士：针刺用的针，前身被称为砭石，是一种楔形石或小圆锥体，通过磨石制成，用来减轻疼痛。在冶金技术被发明后，针类器具也逐步得到了发展和改进，出现了不同的形状和功能，应用于不同的治疗方式。

推拿（按摩）：推拿是一种中医疗法，通过运用手部和肘部的各种手法，刺激体表或穴位，以改善气血流动。其中一种是在穴位上施加压力（称为穴位按压），原理与针灸相同。还有其他技巧，比如推、抓、揉、擦、捏、拍等。有些推拿手法简单，穴位也方便查找，读者们可以自行操作。本书后面几章会介绍治疗各种病症的自我按摩方式。

小试牛刀：在手上找到位于拇指和食指之间正中神经的大鱼际分支（见右侧图示）上的穴位按压点。按摩这里5分钟即可降低皮质醇水平，释放能够减缓压力的催产素。

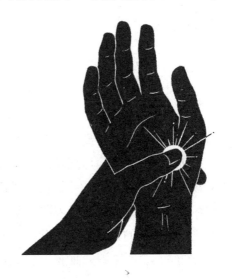

艾灸：一种热疗法，将艾叶点燃后靠近皮肤表面（通常是针对某一个穴位）。与针刺一样，艾灸的作用是疏通被阻塞的经络。艾灸不仅可以消灭病邪，而且有助于打通气的通路，对痛经和经前综合征（PMS）尤其有效。

这种疗法是在人们学会如何使用火之后发展而来的。你可以想象，古人通过点燃各种树枝来对抗与寒邪有关的疾病。

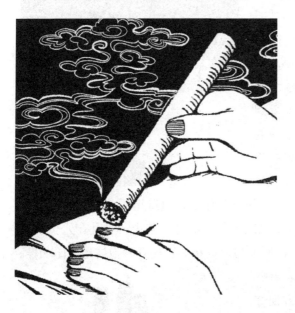

用艾条施灸时，应先撕开一端的包装纸，然后点燃艾条，将点燃的一端放在所选穴位附近，并保持适当的距离，以便能立即感受到温度。但也不要太近，免烧到皮肤，可以将一只手的食指和中指放在穴位两侧感受温度。儿童和老人容易被烫伤，所以最好在他人的帮助下进行艾灸。

艾灸盒可用于腹部、背部等平坦部位。将适量点燃的艾条放入艾灸盒中，将其置于穴位上。当你觉得热的时候，就该换上一个新的艾灸盒了。为了防止烫伤或加强艾灸的效果，可以在艾灸盒和皮肤之间放置一层盐、一片姜或蒜片，或其他希望热导入的药物。

拔罐：2016 年奥运会期间菲尔普斯背上的红色圆圈，或许是西方人对拔火罐最熟悉的印象了。拔火罐已有 2000 多年的历史，在中国古代被称为"角法"。这是因为在古代，人们会清空牛或羊的角，然后将其磨成一个带洞的锥体，反复用它来刺激脓肿，然后再刺穿脓肿，用镂空的角提取出含有脓液的血液。这或许是最早的拔火罐疗法。

如今的拔罐疗法已经大不一样。一般使用竹、木或玻璃制成的各种罐子作为工具，通过燃烧罐内的空气在罐内形成负压，这样罐子就可以吸附到身体表面。温度刺激皮肤，引起皮肤充血，从而祛寒清湿、促进气血循环、排毒泻热、调节阴阳。

耳穴疗法（耳籽按压和耳针）：耳籽是一种很小的种子，可以用小胶布粘在耳朵上，然

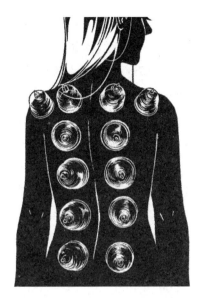

后用手按压来刺激穴位，以改善或治疗各种健康问题。这是针刺疗法的另一种形式，因为中医将身体局部视为整体的缩影，认为人体是一个微观宇宙。在耳穴疗法中，身体的许多疾病都是通过穴位反映在耳朵上的，在这些穴位上进行按压可以起到治疗疾病的效果。这种疗法对治疗成瘾、神经衰弱、牙痛等富有疗效。你可以自行操作，也可以请中医或针灸师根据你的需要帮你选出最佳的埋穴部位。

作息疗法：中医与西医的一个不同之处在于，它更强调时间及对我们健康的影响。我们的身体就像潮起潮落一样，注定要在特定的时间做特定的事情。中医的生物钟将一天24小时分为两组，每组由6个时辰（每个时辰两个小时）组成。每个时辰对应各脏腑活动高峰的时间，也就是最佳的

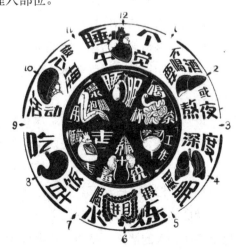

介入治疗时间。当我们遵照宇宙的运行节奏时，我们的身体能够运转至最佳状态。时间表具体如下。

5:00～7:00　　　　大肠经运行——喝水，锻炼身体，排大便

7:00～9:00　　　　胃经运行——吃早餐

9:00～11:00　　　脾经运行——从事脑力活动

11:00～13:00　　心经运行——睡午觉，让心脏能得到休息

13:00～15:00　　小肠经运行——小口饮一杯茶

15:00～17:00　　膀胱经运行——学习或工作

17:00～19:00　　肾经运行——滋养精华

19:00～21:00　　心包经运行——散步，准备睡觉

21:00～23:00　　三焦经运行——温水泡脚

23:00～1:00　　　胆经运行——睡觉，帮助胆汁分泌、修复

1:00～3:00　　　　肝经——绝对不宜饮酒或熬夜，应该进入深度睡眠状态

3:00～5:00　　　　肺经运行——恢复体能，良好睡眠

芳香疗法：值得一提的是，芳香疗法通常不被认为是中医方法，但中医在使用中草药治疗时，确实有类似的原理。

精油是从植物中提取的化合物，为含有植物成分的精华气味和其他可被皮肤吸收的治疗性化合物。中医认为精油是通过进入血液来影响气，进而影响情绪和激素。精油可以是阴性、阳性或中性。相信你已经可以料到，阴性精油增强身体的阴性功能，阳性精油则作用于身体阳性功能。

阴性：花卉类，如洋甘菊、薰衣草、玫瑰、天竺葵。柑橘类，如佛手柑、葡萄柚、柠檬。凉爽功效类，如薄荷和留兰香。

阳性：辛辣类，如豆蔻、肉桂、姜。香草类，如迷迭香和百里香。

中性：橙子，鼠尾草。

就像其他治疗方式一样，芳香疗法也是基于许多因素发展而来的，包括疾病和人的情绪、精力、睡眠模式、压力水平、香味偏好等方面的

情况。西医也有芳香疗法，例如使用甘菊和薰衣草的香味来缓解焦虑和失眠，一些临床研究已经发现了芳香疗法的科学依据。

音乐疗法

音乐也是一种有效的中医治疗方式，疗愈的音调与你可能熟悉的 do、re、mi、so、la 的音调类似。中医非常强调将音乐融入治疗之中。

宫（do）：平和、稳定——健脾，有助于消化、新陈代谢和能量吸收。

商（re）：慷慨、悲壮——增强肺部功能，有助于呼吸、皮肤和防御身体。

角（mi）：青春、振奋——增强肝脏功能，有助于消化，情绪和睡眠。

徵（so）：热情、快乐——增强心脏功能，有助于情绪，循环和认知。

羽（la）：含敛、坚定——增强肾脏功能，有助于听力和性功能。

饮食的阴阳

用厨房中的智慧重新打造你的食谱，平衡饮食，守护健康

○　○　○

复杂关系对我们来说并不陌生。在生活中，我们时常需要斡旋于婆媳妯娌之间、领导同事之间，甚至是不同时期的同学、朋友之间。除此之外，你很有可能还会与生活中的另一个重要角色斗智斗勇：那就是食物。

对于很多有健康问题的人来说，身体与饮食的关系最难把握。一方面，一顿饭可以给你带来很多快乐——让你回忆起家庭聚餐、香味四溢的厨房、碰杯的叮当声、节日的欢乐气氛，还有妈妈做的美味番茄酱肉丸。

另一方面，当你看到超标的血检报告时，食物又很可能是头号嫌犯，是腰上"游泳圈"的罪魁祸首，也是阻碍你在生活中不能像魔鬼鱼那样游刃有余，而是像海牛那样臃肿笨拙的原因。

一时的快乐（香喷喷的意式香肠）最终带来了毁灭的后果（圆滚滚的啤酒肚）。

现代人无疑一直在与暴饮暴食作斗争。从心脏病、糖尿病再到某些癌症和痴呆，几乎都与肥胖或超重有关。涉及到饮食的问题十分棘手，基因、环境、行为、社会经济和其他因素都会产生影响。因此，我们并不会逐个分析你可能遇到的所有与食物相关的挑战。

相反，我们想要介绍中医是如何看待饮食及我们与食物的关系。中医在某些方面与西方人的思维方式完全不同，有些方面又十分类似。希

望通过我们的介绍，你能理解其中一些主要的原则和经验，然后应用到日常生活中。请牢记以下主要原理。

- 食物有治愈的能力。
- 食物能给予你能量。
- 食物可以帮助改善身体机能，让你感觉更好。

中医里有一句话叫作"病从口入"，这表明饮食对健康和疾病都有影响。让我们先来看看中医最重要的饮食哲学。

❀ 感觉比营养更重要

简单地说，首先我们认为食物能带来快乐，紧随其后的是它带来的营养——脂肪、碳水化合物、蛋白质、维生素、矿物质、热量。人们从物理和化学的角度来看待食物：它如何在体内发挥作用，如何在血液中流动，如何为我们的脏器提供动力，如何以脂肪的形式储存，等等。

我们当中的大部分人都认为食物类似燃料，因为这是食物的基本功能——提供能量让我们的系统运转。食物就像汽车的汽油，有些型号油的质量比其他的高，有些则质量很差。而我们要做的事情就是用最好的方式获得最好的效果。如果你总是用次等品加油，你的身体久而久之就会变成一堆肥肉。

这种观点非常具有营养学价值，非常精确，也非常科学。

然而，中医对膳食的看法截然不同。

中医当然关注食物提供的能量，同时也关注非成分、性质的时间性和艺术性，比如食物温度及进食时间。

西医根据营养成分和化学成分对食物进行分类，而中医则根据口味（酸、苦、甘、辛、咸）和热属性（即对身体的影响，如会让身体感受到寒、凉、温、热）来分类。而且，上述的 5 种味道比味蕾的感觉要深刻得多，每一种都反映了"五行"中的一种，以及我们身体这座微观宇宙的运作方式（何时与何地）。它们会与其他方面相互影响，比如季节、器官和病理，从而影响我们的健康。热属性也是如此，热性食物可治寒病，寒性食物可治热病，正所谓"寒者热之，热者寒之"。

如果说西方人认为食物是汽车的燃料，那么中医认为食物更像是帮助植物生长的元素。为了让植物茁壮成长，它们需要适宜的阳光和雨水来度过不同的季节，过多或者过少的阳光和雨水都不行，最好是在一个健康的范围。遵循自然规律和宇宙规律，生态系统才能维持健康运转。阳光和雨水就好比是食物，而植物则象征着人体。

因此，这种饮食思维更为优雅，对营养的关注更少（中医甚至不用"营养"这个词，而是称之为"食疗"）。

从根本上说，中医认为人体就是自身最重要的治疗者——当身体处于适当的平衡状态时，它可以自行掌舵前进的方向。而食物则是实现这一目标的主要动力之一。

如果将不同的食疗方法搭配在一起，我们将惊喜地发现，它将改善我们与食物的关系和我们的身体状况。东西方都认为食物能帮助我们实现终极目标——活得更长寿、更年轻、更有活力，只不过中医的看法略微不同，认为食物可改善以下4个主要方面：气、血、津和精。

健康的饮食可以补充元气，调节阴阳平衡，预防疾病。

❀ 平衡的晴雨表

"饮食要均衡"这句话已经是老生常谈了。当你还是个孩子的时候，均衡饮食意味着你要吃肉、米饭和蔬菜。在离开父母的大学生活里，你会觉得能按时吃早餐、喝酒只喝啤酒就已经足够健康了。在西方饮食中，"均衡"的概念各式各样，但总原则是相同的：尽量让你的食物选择多样化，以确保你获得必需的常量营养素和微量营养素，为身体补充能量。具体的饮食搭配取决于不同的饮食计划（例如生酮饮食等一些现代饮食，实际上是在提倡限制或严格减少某类食物或常量营养素的摄入）。

在中医领域，平衡的理念毫无疑问占据了主导地位。虽然中医不会量化食物份额或划分营养的确切比例，但总体观点是为了使身体机能达到最佳状态，饮食应该尽可能多样化。

不过，你可能会感到惊讶的是，在中医对食物的独特定义下，这种平衡的理念远远超出了特定食物的范畴。

五行：中医的食物类别按重要性排序首先是谷物（食物金字塔的底部），然后依次是肉类、蔬菜和水果。虽然许多人倾向于不吃谷物（在一些现代饮食中，谷物是碳水化合物，因此被视为能量炸弹），但中医认为这是错误的——谷物是健脾益气的主要方式，尤其是全麦和小米等谷物。

食物的世界也受五行的支配。几乎每一种食物都通过五行的相生相克原则与其他食物和身体功能产生联系，示例见表4。

表4　五行与食物的对应关系

五行	五脏	五味	谷物	蔬菜	水果和坚果
木	肝	酸	小麦	韭菜	李
火	心	苦	高粱	小葱	杏
土	脾	甘	小米	大豆	枣
金	肺	辛	大米	大葱	桃
水	肾	咸	豆类	锦葵	栗

五味：通过摄入包含这5种口味——酸、苦、甘、辛、咸的食物，来调节身体平衡。虽然有些人不喜欢苦味，但是它在对抗体内的火邪时有着必不可少的作用。对于上火的症状（例如红眼、粉刺等），苦味的食物可以帮助去火。

寒热属性：热性、温性、平性、凉性、寒性。与热相关的身体问题需用凉性的食物来治疗，反之亦然。例如，生姜是一种经典的治疗感冒的食物（尤其是风寒型感冒），因为它是温性的。在中医看来，保持日常的温凉平衡、寒热平衡十分重要。食物可以通过此类平衡调节身体的健康。

每种能量属性对应的一些食物如表5所示。

表5　不同能量属性的食物

寒性	凉性	平性	温性	热性
西瓜、苦瓜、海带、紫菜、菠菜、金银花、芦荟	小米、绿豆、梨、芒果、枇杷、百合、番茄、茄子、豆腐、莲藕、冬瓜、菊花、牛奶、兔肉	苹果、桃子、李子、大米、黄豆、胡萝卜	糯米、燕麦、红枣、龙眼、松子、大蒜、韭菜、洋葱、咖啡、红茶、鸡肉	胡椒、肉桂、羊肉、鹿肉

❖ 最具养生价值的粥疗

有许多文化下的食物保留了自身的独特性，如意大利的意大利面和葡萄酒，墨西哥的玉米饼和龙舌兰酒，越南的河粉，德国的炸猪排。

在中国文化里必须要知道的一种食物则是粥——它由谷物制成，是最常见的早餐。粥是最常见的家常菜肴，几乎每个人天天都要喝粥。它以对身体有益而著称（如上所述，中医学认为谷物是身体的基础食物），可以补充脾气，调和胃气，健脾，强身健体。

古人认为粥有三大好处。

- 易于消化：当温度超过60摄氏度时，大米就会变成胶状。软糯而富含水分，入口即化，特别适合胃肠道不适的人食用。

- 用途广泛：作为一种基础食物，粥可以与多种有效治疗食物搭配食用。它通常作为一顿单独的主食，可再搭配一些额外的食物，如肉类或鱼类。请在书后章节阅读我们的食谱和建议。

● 营养丰富：粥含有纤维素、碳水化合物和维生素 B，可以增强体力。

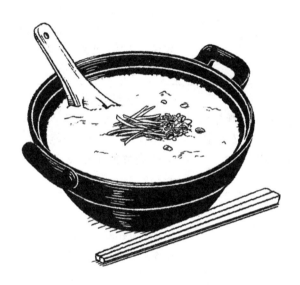

❀ 调料也重要

当西方人提到食物时，通常会谈及很多主要食材，如肉、谷物、蔬菜、冰淇淋等。当然，也会谈论辅助食材，如增添风味的香料、香草等，但并不认为它们与我们所需的常量营养素和主食同等重要。

然而，在中医文化中，调料也是主角。事实上，草本类的配料具有极高的药用价值。它们不是被当作附加品，而是必需品。之后的章节将会为你介绍最常见的草本类和其他相关调料。通过在你的饮食中融入更多种类的调料，你将最大化这些草本类食材的治疗效用。常见的中医调料（当然西餐中也会使用）包括表 6 中的几种。

表 6　具有治疗作用的常见调料

食物	成分	功效
热茶	强大的抗氧化剂，如没食子酸和儿茶素	热茶可以暖身，促进消化，通过咖啡因和茶碱提供温和的刺激。在摄入熏肉或烧烤食物时，饮用新泡的茶可以抵消部分致癌物质造成的影响。茶有解渴、清热、明目、利尿、消积脂肪、清醒、维护健康的功效
姜	姜辣素，既是抗氧化剂又是抗菌物质	除了为食物增添风味外，它还有助于减缓食物腐败，并且能够刺激消化道。生姜有暖身作用，还能促进血液流动，帮助缓解炎症和鼻塞、腹痛、咳嗽、恶心等
大蒜	含有一种含硫化合物（大蒜素），以及黄酮醇类化合物（包括槲皮素，一种非常强的抗氧化剂）	它为食物增添了辛辣、芳香的味道，让汤、肉和蔬菜的味道变得更加浓郁。其含有的细胞信号化合物会对人体产生有益影响。大蒜具有解毒、消肿、杀虫、治疗痢疾、保肝护心脏、调节血糖等功效
辣椒	所有的新鲜辣椒都富含维生素C，更辣的品种还含有辣椒素，是一种相当强大的天然抗菌物质	辣椒的味道可以很温和，比如普通的甜椒；也可以非常辣，比如哈瓦那辣椒、印度魔鬼椒和泰国辣椒。它富含维生素C，可以帮助治疗感冒。辣椒还能刺激血液流动、促消化、促进大脑释放内啡肽。辣椒具有温中燥湿、抗风抗寒、改善消化、畅通血液等作用

食物	成分	功效
肉桂	主要成分为桂皮醛	在一些咖啡店，肉桂粉和奶精一样放在吧台上供人取用。如喝红茶、咖啡、可可等，大多数西方人都有放入肉桂提味的习惯。但是在中国肉桂是可作中药使用的。肉桂芳香，可作香料，味甜而辣。肉桂主上气咳逆，有镇静镇痛、补火壮阳、活血通经的功效

❀ 食物宣传很关键

在现代，我们谈论健康饮食时，倾向于关注数据——卡路里、脂肪克数等。营养选择是基于代谢、卡路里和份量等可被量化的数据，而不是基于它们如何转化为血糖水平、增加的体重或其他的定性数字。

现在日益流行一种观点——不仅要注意吃什么、吃多少，还要注意如何吃。这是因为如何去进行"吃"这一行为，对食物和身体之间的相互作用会产生影响。因此，定性的数据也具有一定的意义。以下是几条实际操作原则。

- **察觉饱腹的信号。**饱足感和满足感不是由你在节日大餐后解开了多少颗衬衣扣子决定的，它实际上很微妙。每个人都能感受到是否吃饱了的信号，而太饱或太饿都不好。当你觉得已经吃了七成饱的时候，这时就是最佳的停止进食时间。这与西医研究发现的控制热量有利于健康的观点不谋而合。这个七成饱的数字也与"蓝色乐活区"的研究相一致（蓝色乐活区项目研究了在长达10年的时间里影响人群长寿的多种因素），例如寿命比普通人长得多的冲绳人即是如此。

● **饮食规律**。固定的进食时间可以帮助你与环境同步（"天人合一"就是这样的理念），让你的身体按季节和时辰变化规律地运转（这与西方文化相反，西方文化经常改变进食时间，或者在饱食和饥饿之间摇摆）。在中医理论中，人体经络的循环周期为十二时辰（见上一章）。对于每天从早到晚工作的人来说，一日三餐的合适时间应当是：早上7点到9点，上午11点到下午1点，以及下午5点至7点。鉴于深夜基本不会进食，所以实际上你每天都有12个小时是断食状态。

● **摄入天然食品**。避免食用加工食品，这些食品的成分往往都是一些你看不懂的化学成分。

● **细嚼慢咽**。中医有句话叫"脾开窍于口"，食物在口中充分消化对健脾胃非常有益。将食物咀嚼20到30次，缓慢吞咽，有助于消化。

● **注意饮食环境**。就餐环境应该保持安静、整洁，并且轻松愉快。吃饭时伴着柔和的音乐，是常见的帮助消化和吸收的方式。

● **多喝水**。西医通常建议每天喝8杯水，这是一种基于以往研究的观点。中医认为，我们应当喝各自身体需要的、足够的水，达到保持尿液清澈的状态。

❀ 跟从变量而变化 ══════

中医利用宇宙运转的节奏和周期来调节健康，所以你不难猜到，在饮食上也不例外。也就是说，某种食物本身并无好坏之分，关键取决于你在宇宙中所处的位置，而这一点由许多变量决定。

季节：在寒冷的季节吃温性或热性的食物，就是遵循宇宙运转的节奏规律。时令食物如下。

● **春**：韭菜、山药、枸杞子、红薯。

● **夏**：西瓜、鲜莲藕、绿豆、黄瓜。

- 长夏：茯苓、薏苡仁、冬瓜、薏米、莲子。
- 秋：黑李子、山楂、葡萄。
- 冬：温性的天然食物，如糯米、蒜芽、胡椒、龙眼、栗子。

时间：晚上不宜过晚进食。人体的新陈代谢系统会在晚上储存食物，导致脂肪堆积。同时，一日三餐不可省。

地点：基于居住地的不同气候，你可以吃一些食物来对抗与周围环境相关的病邪。例如，在潮湿的环境中，辣椒有助于祛湿；而对于生活在干燥气候带的人群，宜食用白木耳和山药，从而补充阴津，弥补体液的损耗。

年龄：中医学认为衰老是一个日渐变虚的过程。虚可表现在不同的脏器（尤其是肾），也可表现为不同的形式（例如气和阳）。中医有一套专门的药材（被称为补品）来弥补这些亏损，其中很多都是食物，常见的有山药和大枣。

性别：女性有特殊的生理特点，如月经周期等，因此容易气血亏缺。中药常用当归、枸杞子等来治疗这些问题。

❧ 中医食物流程图

进食　　你的饮食

↓

脾　　脾脏将其转化为必需的营养物质，称为水谷精微或谷气

↓

谷气　　谷气连同来自肺部的自然界清气和先天的元气（来自遗传）结合成为正气

↓

正气　　正气，包括卫气（免疫力）和营气（新陈代谢）

关于保健品

中西医都认同营养丰富的食物可以延年益寿。换句话说，富含微量元素或维生素的蔬菜、全麦谷物、坚果、豆类和瘦肉的新鲜食物要优于深度加工过的食品。但要说服地球上80亿人日复一日地这样做，就像试图徒手拆快递一样，并非易事。

因此，世界各地的人们将越来越依赖保健食品和膳食补充剂。在西方，富含必需维生素、矿物质和抗氧化剂的膳食补充剂随处可见，它们以一种方便且经济的方式填补了营养缺口。营养补充剂，特别是维生素、矿物质和天然抗氧化剂，在中国也变得日益普遍。这在很大程度上是因为中国人坚信，疾病始于亏虚，所以倾向于把这些膳食补充剂当作补药一样（补药也常被称为补品）。例如，人参常被称为补气的补品，枣或龙眼则是补血的补品。

中医的饮食理念与西方膳食补充剂的概念高度相似。然而，你不会在任何古代中医典籍上找到关于提纯的维生素和矿物质记录——毕竟它们在过去的两百年内才被发现。不过，这类营养补充剂确实为中医提供了一个绝佳的机遇，来以非常安全和经济的方式改善全球数百万人健康。

事实上，研究人员已经开始研究营养补充剂在中医中的作用。回想一下本书的引言部分，目前的研究往往都源于一个基本问题：中医能否打破其千年传统，像用中草药一样采用药用分子化合物来展开治疗？如果这一研究能够成功实现，可能意味着中西医结合医学的一次巨大飞跃。

红茶和绿茶

在你最喜欢的茶叶店里，茶的口味就像调色板一样多种多样。回归到问题的本质，你觉得绿茶和红茶哪个更健康？答案是只要用对，两者都健康。不过它们确实也有明显的区别。

- 绿茶：中医认为这种未经发酵的茶是寒性的，因为它是用新鲜茶叶速炒的方法制成的，保持了茶原有的营养成分。根据中医的说法，绿茶适合夏季饮用，具有清热解毒、解渴的作用。

- 红茶：红茶经过典型的萎凋、揉捻、发酵、烘焙等工序精制而成，是一种全发酵的茶，性质温热。因此，对于感冒体质（经常感冒或容易感冒）的人，建议多喝红茶。红茶适合冬天喝。

两者都不想选？那么你也可以考虑性质温和（中性）的茶，比如武夷岩茶，它在口感和功效上结合了绿茶和红茶的优点。

小米：另一个极具养生价值的选择

小米不需要精加工，因而保存了大量的维生素（特别是维生素 B_1 和维生素 B_{12}）和无机盐。中医学认为小米是健脾之粮，清香甘甜，是五谷中最有营养的一种。煮小米粥时，表面会浮上一层细腻滋润的粘性物质（俗称"小米油"），称为"粥油"，是最滋养人的食品。

中医可以解决的主要问题

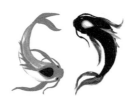

扫码获取数字资源

享受性爱的每分每秒 *

*（当然，也不必那么频繁）

○ ○ ○

问题：性欲低下

关键脏腑：肾

中西医结合目标：增强性欲

生命中最大的乐趣之一，就是与我们爱的人一起分享人生的起起伏伏，分享每一次特殊时刻（甚至是那些烦乱的时刻）。伴侣关系的个中奥妙有时候很难解释清楚。

音乐创作人、诗人和真人秀节目中的明星们都不同程度地描述过什么是美好的爱情。而当我们真切地感受到爱的时候，一切都不言而喻。爱情代表着亲密关系、志同道合的情谊、信任、诚实和相互理解（当然，如果你的老公总是在小便时忘记抬起马桶座圈就另说了）。

我们也能从身体层面感知到爱、欲望、激情和愉悦，因为性是浪漫关系中重要的一环。

当然，对于性爱的品味和偏好因人而异。我们知道，性可以是深层次的情感联系，也可以是直接的身体联系，也有可能两者兼而有之。所以，我们不能要求每个人都必须以同样的方式、同样的频率，在同样的背景音乐下进行。不过，从健康的角度来看，性确实很重要。

随着年龄的增长及亲密关系的变化，我们的性欲也会波动。这可能是由于激素变化或其他与健康相关的原因，也可能是由于爱人或外部的压力引起的。

你可能会问，为什么有必要解决性欲低下的问题，因为乍一看它并不属于健康问题。实际上，如果你的性生活不那么频繁，亦或是你根本就没有欲望，那么它确实与你的整体健康有关。

- 简单地说，性爱会让你感觉很好。在健康的性生活期间和之后，体内会释放让你感觉良好、感到相互联系的激素，它能影响你对压力的感受，继而影响健康。

- 性爱与长寿息息相关，研究表明高质量的性爱有利于促进健康，延年益寿。

- 性欲不仅仅意味着你想要找点乐子、释放压力或放松自己，它代表了一个更强大的东西——活力，而活力是健康的核心。如果你感到精力充沛、充满活力、自由灵活、随心所欲，这也意味着你有足够的力量和精力让自己活得更健康、更强壮。

- 性欲与不孕不育也有一定关系。

这是中医最伟大的经验之一。除了提供战胜疾病或治愈身体的方法，中医还可以被用作是生命助推器，驱动我们的身体驶向更加青春快乐的生活。

所以，当我们探索如何提高性欲时，不要仅仅把它看作是对关系的修复，还可以把它看作是一种优化身体的方式，以更充实、更有趣的方式生活。

❀ 激发你的激情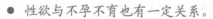
性欲的生物学

你会因为什么而心跳加速，产生生理反应呢？是视觉刺激，还是情感刺激？对于精力泛滥的青少年来说，任何事情都可以刺激他们产生反应。

当你还年轻的时候，从静止到加速猛攻并不需要太长时间。但随着我们年纪增长，性爱就不再是"点火—启动—发车"这么简单了，它会变得日益复杂（当然，性欲低下并不仅限于老年人）。西医学认为性欲低下有多方面原因，例如与其他因素发生了冲突。事实上，性欲是印证身体和精神之间联系的最佳案例——你的思绪有可能会影响身体的运转。以下是一些导致性欲低下的因素。

- **激素减少和波动**：最影响性欲的是睾酮、孕酮和雌激素。这些激素会影响你的大脑内的"欲望"，也会影响"功能"。雌激素可以促进女性体液分泌，起到润滑作用，而睾酮会影响男性的勃起功能。随着我们年龄的增长，这些激素水平会下降。因此，有一些治疗方式是通过增加激素水平来实现的。

- **血液循环和其他问题**：另一个主要原因是血液流动，它负责勃起和其他对男性和女性都很重要的生理功能。高血压或心脏问题会导致性功能障碍。当身体的各个部分不能正常工作时，它就会进一步影响性欲。其他的健康问题也扮演着同样的角色——直接或间接地影响欲望和激素。如果你患有慢性偏头痛、腰痛或腹胀，你最不想做的事情就是去卧室里进行这项成人活动。

- **性功能障碍**：如果你经历阴道疼痛或干燥、勃起问题、射精问题或其他与性生物机制相关的障碍，它也会影响你的性欲。这就造成了一个医学上常见的恶性循环——如果你有功能障碍，你的欲望就会减少；而如果你的欲望减少，你就会出现功能障碍，以此类推。

- **情绪**：任何情绪问题，如压力、抑郁、焦虑，显然都会干扰性欲。如果你一开始就不能放松，你怎么可能有心情享受一夜欢愉呢？情绪问题也会从生理途径影响性欲。很明显，当你担心工作、任务或者财务状况时，你的身体会通过降低你感受欲望的能力来应对这种压力。

● **心理障碍**：心理因素对性欲的影响是身心联系最为明显的表现形式。如果你和伴侣间的关系出现了问题，你的大脑中产生感情的部位就不会想要和生理上产生性欲的部位联系起来，这时就有必要介入其他形式的治疗了。如果你们的关系不够融洽，那么谈论雌激素水平就没有任何意义。这也意味着要解决的实质性问题并不是提高性欲，而是修复你们的关系。

所以，当你在寻找性欲低下的解决方案时，你会发现虽然可以通过药物和技巧来提高性功能，但性欲是另一回事。我们很难确定性欲及活力是如何减少的，其中的影响因素又是什么。不过，这也意味着我们可以有多种治疗方法。

改善性欲低下的西医方法

医学方法：包括雌激素、黄体酮和睾酮在内的激素治疗，有助于缓解与性欲减退相关的症状，比如阴道干燥。此外，诸如阿迪依（Addyi）和唯乐思（Vyleesi）等药物可通过作用于大脑中的神经递质来提高性欲，通常用于绝经前的女性。

生活方式：通过一些健康行为（例如锻炼）来释放压力。这些行为通常被视作是提高健康的首要方式，能够从整体改善体重、身体形象和性欲水平。

两性关系：性爱中最重要的身体部位其实是耳朵，倾听对方正是许多挣扎于低质量性生活的伴侣所忽视的部分。交流不仅意味着谈论性欲，还意味着敞开心扉。当理解之路畅通无阻时，你们的性爱之旅同样也会平坦顺利。

❖ 中医方法

在性活动（性欲的另一种委婉表述）方面，中医思维与西医有一些相似之处。中医认为有一种遗传物质叫作"先天之精"，遗传自我们的父母，而"后天之精"则为生殖过程提供了功能性和营养性支持。先天之精和后天之精（肾精的统称）均藏于肾。

中医将性欲低下归因于肾精不足或肾虚。临床上，肾虚常常伴随着腰膝酸痛、头发呈灰褐色、疲劳等症状。肾虚分为肾阳虚和肾阴虚。

肾阳在性功能和诸如骨骼健康、头发生长、记忆和活力等其他健康方面起着直接作用。肾阳虚者常表现出恶寒、喜热饮食、舌体胖大、有白色舌苔等典型症状。肾阴是肾阳的物质基础。肾阴虚者常表现为口干、舌红苔少、脱发、面颊凹陷、失眠、焦虑等症状。

由于肾脏的复杂联系，性功能与其他器官是联系在一起的。后天之精部分来源于脾运化的水谷精微，水谷精微通过来自肝（中医认为肝藏血）的血液运输到全身各处，而心则是推动血液运行的脏器。这些器官当中的任何一个出现失调都会导致性欲低下。

还有一些肾虚患者，是由于更为复杂的因素导致，如风邪、寒邪、湿邪等。尤其是月经期和分娩后的女性，因为中医认为失血过多会使肾脏更容易受到这些病邪的侵入。在集中精力强化肾脏之前，首先要清除这些病邪。

还需补充的一点是，在中医里性也遵循着平衡的黄金法则。抑制性欲不利于保持积极强健的性生活，但是过度纵欲也是有害的，会耗尽先天之精和肾气，进而损害健康。

◈ 中医小妙招

为了更好地保持性功能，我们要保存先天之精，通过富有营养的中草药补充后天之精，避免养成吸烟、酗酒、嗜甜食和过度劳累等有害习惯，从而保持肝和肾的健康。

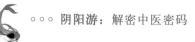

1. 让你激情燃烧的食物疗法（表 7）

表 7　帮助改善性欲低下的食物

食物	功效
枸杞子	益血益阴，益肝益肾，可提高性功能
坚果和种子（核桃、杏仁、黑芝麻）	滋养心肾，增强性功能
东北人参	补阴益阳，促进血液流动到能够显著提升性欲的器官
莲子	健脾益心，祛湿，适用于心脾两虚导致的性欲低下
荔枝	补肾益血

2. 让你快乐的运动

古人将提肛运动视为一种"提高性质量的技能"。督脉、任脉、冲脉三条经脉都汇聚于肛门附近的会阴穴，提肛运动能够刺激周围血管，确保有足够的肾气和肾精，提高性欲。提肛运动分为以下几步。

- 自然站立，双腿分开与肩同宽（坐姿同样适用），双手靠近大腿外侧。
- 直视前方，放松手臂。
- 用鼻子缓慢而均匀地吸气。
- 集中精力，收缩腹肌。
- 用嘴慢慢呼气，同时上提肛门。
- 紧闭肛门，用力收缩小腹。
- 屏住呼吸，保持提肛动作 3～5 秒。
- 慢慢放松腹部和肛门，然后放松全身。
- 重复上述步骤 5～10 分钟，最好每天两次。

3. 推拿和针灸

按摩和针刺长强穴可改善性功能，缓解性生活后的疲劳。其他穴位，如太冲穴，可以疏肝、调气、改善肾气功能。

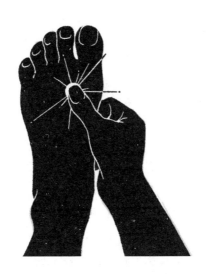

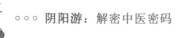

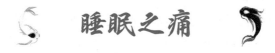

睡眠之痛

○ ○ ○

问题：睡眠困难

关键脏腑：心

中西医结合目标：提高睡眠质量，保持健康和旺盛精力

睡眠是一个最容易引起嫉妒心的健康问题。人们常常会觉得，除了自己之外，身边的每个人似乎都睡得很香。

想象一下，在你的伴侣每晚睡得正酣之时，你却像离开水的鱼儿一样扭来扭去。朋友说褪黑素是个不错的解决办法，你决定试试。而在此之前，你已经尝试了从热牛奶、补品到药物等各种方法。当你的小狗已经在一片满是花生酱饼干的梦境中驰骋时，你依旧毫无睡意，只能冲它翻白眼。

睡眠问题是我们最普遍的健康问题之一，很多因素都会带来干扰，如当天的饮食、压力水平、疾病问题、激素波动、生活方式、夜间习惯、环境，或是一位喜欢在凌晨3点大声播放音乐的邻居。

失眠——无论是无法入睡还是无法维持睡眠状态——有很多原因，相信我们都体会过它是什么感觉。

在你压力很大、很累的时候，你需要休息。然而，当你尝试入睡时，你会被工作问题分心，或者你想要再看一集电视剧。最为致命的是，你想再刷刷手机上的社交软件。结果就是，还没等你反应过来，时间已经过去了一个半小时，而你在刚刚这段时间内唯一完成的事情，就是评论了某个网红博主的每一条视频。

然后你关了灯，试图在闹钟响起之前抓紧时间睡一觉。但这时你的思绪却在飞快地运转，就像体操冠军在旋转他们的身体一样。你努力找到一个舒适的姿势，最终睡着了。可是问题又来了——突然你又想去卫生间了！在闹钟把你从一个充斥着牙医和装满卡布奇诺的汽油罐的诡异梦境里惊醒之前，你总算是挤出了 5 ~ 6 个小时的睡眠。把闹钟关停了 5 次之后，你会发现你此刻多么需要梦里的那一满罐卡布奇诺。然后，新的一晚到来了，你依旧重复着这套模式。

睡眠是我们最基本的生理需求之一。如果这一需求不能得到很好地满足，就会导致严重的后果。睡眠可以让我们生长发育，自我修复，强身健体。因此，当我们的睡眠时间没有规律，或者睡眠质量不佳时，我们就会陷入一系列健康问题。例如，睡眠不足不仅会影响情绪、精力和整体健康，它甚至可能会导致体重增加、心脏问题和认知问题。

另一方面，睡眠问题又与大多数健康问题不同。对于大多数人来说，不是开个处方、做个手术或贴张创可贴就能治好的，也不存在什么魔法，能打个响指就让辗转反侧的你立刻做上香甜的美梦。

这就自然而然地让我们引入了中医的概念——如果你有睡眠问题，那么中医疗法或许值得一试。中医从整体上判断你的身体如何与地球的自转（时辰）和公转周期（季节）相互作用，了解这一点或许对你大有益处。

❀ 睡眠之战
睡眠里的生物学

每个人都需要睡眠，这是众所周知的常识。一般来说，我们每个人每天需要连续 7 ~ 9 个小时的睡眠。虽然我们的睡眠模式取决于我们自己的行为和生活方式，但它最终是由我们的昼夜节律（光线的明暗和身体在一天中的总体节奏）所控制的。例如，我们大脑深处的一个腺体（松果体）从阳光中得到信号来计算昼夜节律，从而得出睡眠和清醒的正确时间。这些过程通过各类化学物质加以调节，例如下面两种。

腺苷：这类化合物会在你醒来后持续上升。它的水平越高，你的身体就越发会感觉到需要满足睡眠这一生理需求，尤其是在你已经清醒了很久的情况下。而咖啡因会阻断腺苷与受体结合，这就是它扰乱睡眠节奏的原因。

褪黑素：褪黑素会在晚上增加释放，帮助身体做好入睡前准备。昼夜循环会影响人体产生和释放褪黑激素。例如，夜晚明亮的人造灯光会扰乱褪黑素的分泌，进而影响你的睡眠。

另外，睡觉并不总是保持在同一种状态下。我们的身体一晚上会多次经历不同的睡眠阶段。从一开始的浅睡到深度睡眠，人体要先经历非快速眼动睡眠的四个阶段，然后再到大脑高度活跃的快速眼动期。你会每晚多次循环这一套长达八九十分钟的过程。

当然，在这段时间里，你实际上什么也没做——毕竟你睡着了。那么，如果你睡眠不足又有什么大不了的呢？其实这种想法并不对。

正确的类比其实是这样：当你有一个包裹需要在一夜之间运送到千里之外的另一个城市，你需要支付一笔快递费用把它送到那里。表面上你只需将它放在快递处，第二天早上它就会出现在千里之外的快递室里。实际上，要把包裹送到目的地，需要诸如司机、飞行员、分拣员、快递员等一整套人工系统，来帮助包裹送达。这一切都在后台快速而高效地运行着。那么这和睡眠有什么关系呢？

你的身体本质上就是一个快递运营商。当你睡觉的时候，你的整个身体都在努力运转。它修复白天受损的细胞，细胞也会清除自身在白天积累的毒素。不仅如此，它还会产生新的神经元和神经连接，并且变得更强壮。事实上，当你睡觉的时候，人体免疫系统的部分功能会更强大（这也是为什么睡眠少的人更容易生病）。本质上，睡眠其实是你清理饮食和运动等生活过程中产生的所有化学垃圾和细胞垃圾的时间。

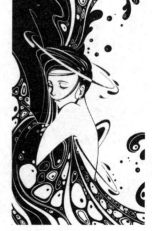

你在休息时，身体仍然在工作。所以，当你没有得到足够的睡眠，或者睡眠质量不够高时，你的身体就只能暂停工作了。身体的各个部位会开始罢工，而这对你来说意味着什么？没有高质量的睡眠，体内的细胞修复就无法进行，会让你面临慢性疾病、体重增加等健康问题的风险。

在经历了多种尝试之后，或许你已经深谙熟睡之道了。在睡前静下心来，减少使用手机的时间，从下午就开始减少咖啡因的摄入，保持卧室安静和较暗的光线。这些睡前仪式不仅能帮助你养成健康的习惯，还有助于最大限度地提高你的生理机能。有了良好的睡眠习惯，你就能让身体的内在系统、激素分泌和睡眠周期以对你有利的方式发挥作用。

改善睡眠问题的西医方法

睡眠卫生：养成良好的习惯，如保持卧室凉爽黑暗、至少在睡觉前 1 小时关闭所有电子设备等，这些习惯都有助于促进睡眠。还可以试着每天早上在同一时间起床，保持规律生活节奏。此外，应当避免摄入酒精和咖啡因等兴奋剂，因为它们会扰乱你的激素水平和入睡节奏。

药物治疗：γ- 氨基丁酸（GABA）是一种由大脑内负责睡眠的神经元形成的抑制性神经递质，药理学家已经发明了能结合并激活 GABA 受体的小分子，从而模仿 GABA 的活动来帮助你入睡。然而，像安必恩和安定这样的药物，会有类似于"宿醉"症状的不良反应（嗜睡、头痛、虚弱、头晕），一些人还会有上瘾和不耐受的问题。

保健品：褪黑素补充剂可以安全地支持你的身体在晚上释放褪黑激素的自然过程。这也是目前最流行的非药物类助眠剂。

其他方法：运动也被奉为一种帮助睡眠的方法，因为有规律的运动能够带来更好的睡眠（不过，在临睡前做运动可能反而会干扰睡眠）。

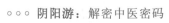

❖ 中医方法 ～～～

如你所料，阴阳理论在这里又派上了用场。夜是阴（休养），日是阳（活跃）。睡眠对于阴阳平衡至关重要，失眠则导致阴阳失调，使身体进入各种"虚"的状态，由此产生各种各样的问题。

在前文的中医时间疗法部分，我们列出了对应十二经络在一天内顺次要做的事情。从晚上 9 点到早上 5 点，所有的任务都与睡眠有关。这就是中医版的生物钟。

那么中医是如何控制睡眠的呢？中医认为失眠是一种"神志"（描述精神状态的中医术语）的紊乱，这就是为什么它经常与心（主神志）的不足和心脏功能的阴阳失调联系在一起。有效的治疗可以恢复阴阳平衡和"神志"。

失眠常分为下面 4 个证型。

心脾不足：除失眠外，症状还包括心悸、胸痛或胸闷、记忆力差、食欲不振、大便不畅、精神不振等。

阴虚火旺：心悸或心律不齐、记忆力差、口干、手掌和足底发热。

胆虚痰扰：心悸、多梦、易受惊、极轻睡眠等。

心肾不交：心悸、头晕、失忆、腰痛等。

虽然西医倾向于认为失眠是一个孤立的睡眠问题，但中医认为它只是问题的冰山一角。失眠（通常意味着身体里出现了更大的问题）与抑郁和焦虑密切相关。这两类问题都有类似的神经紊乱，所以镇静或催眠药物通常能够同时改善这两类情况。有趣的是，中医认为这两种问题都有可能是心火导致的（见上述的阴虚火旺）。

另一方面，清醒状态则是由多种神经递质控制的，它能够保持心志的阴阳平衡。控制清醒或睡眠的神经元通路虽然十分复杂，但总的来说，它们被分为两类：兴奋性（如多巴胺）和抑制性（如腺苷和GABA）。咖啡因通过关闭腺苷的神经通路而让你保持清醒，安必恩和安定等安眠药则通过开启 GABA 通路而起作用。失眠很大程度上归因于这些神经递质的失衡，类似于中医理论里的阴阳失衡。当然，失眠的中医疗法是否会改变这些信号化合物的水平还有待研究，这将是中西医结合领域中一个令人兴奋的研究课题。

◇ 中医小妙招

有很多可能的方法可以帮助你解决睡眠问题（包括改善你的睡眠卫生），可以用中医疗法来帮助你进入规律睡眠。

1. 泡脚：持续使用可以改善睡眠效果。

● 在一锅水里加入 3 块姜，确保水的体积足够能没过脚面。

● 将水烧开。

● 关火，加入 15 克醋。

● 让水冷却变温，确保水温不会烫伤你的脚。

● 将双脚放入水中，最好超过足踝，浸泡 30 分钟（不断地加入热水来保持温度）。

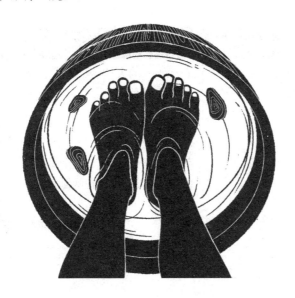

2. 保障睡眠质量的食物疗法（表 8）

表 8　帮助改善睡眠的食物

食物	用法与功效
红枣粥	取 80 克粳米，加入 3～4 颗红枣熬制成粥。可治疗心脾不足
莲子粥	将莲子煮开后，用文火炖 30 分钟，加入糯米煮至粘稠。可提供镇静作用，帮助解决心肾不和
丝瓜蜂蜜水	丝瓜去皮，剁碎并研磨，取 10 克，再加入 20 克蜂蜜。可治疗心阴虚
甘草麦枣汤	甘草 20 克，全麦 100 克，大枣 10 颗，加入 800 毫升水，煮开煨 30 分钟。可帮助解决心胆不足

3. 助眠的自我按摩疗法（表 9）

表 9　帮助改善睡眠的穴位

位置	穴位	中医理论	手法	定位
屈指时手腕线上外侧肌腱之间的凹陷处	神门	心志出入的大门，可以帮助你平静思绪，有助于入睡	睡觉前按摩此穴位	
耳后枕骨的凹陷处	风池	帮助阴虚火旺的患者安神	将两个拇指放在两侧穴位，然后按揉该穴 1 分钟，重复 5 次	

续表

位置	穴位	中医理论	手法	定位
胫骨旁一指宽,外膝眼(凹陷部分)下方4指宽处	足三里	帮助心脾不足患者	按揉穴位,每侧各5分钟,直至穴位发热	
头发	无	促进气血循环,平心静气,促进睡眠	用手指梳头,每次5~10分钟	
内踝骨上方3指宽处	三阴交	帮助整体改善失眠	按揉穴位,每侧各5分钟,直至穴位发热	

肠胃不适

○ ○ ○

问题：消化不良

关键脏腑：脾

中西医共同目标：缓解消化系统紊乱

生活中，腹部总在帮你承受一些痛苦。说到这，你可能会想起一拳打在肚子上的剧痛，或酸痛难熬的平板支撑，脑海中也可能闪现出一次严重的食物中毒，让人昏昏沉沉的流感，抑或迷迷糊糊喝了很多龙舌兰的聚会。

你的肚子抵抗过大大小小的敌人，它算得上胆大包天，这点不容置喙。

你的消化系统有实力、有韧性，还能不费吹灰之力就容下爱兴风作浪的螺蛳粉，可见它在加工、过滤、分送食物方面的确像超人一样无所不能（"胆汁，请前往第四战区，清理螺蛳粉"）。

尽管消化系统有很多本领，但它并非万无一失，它因丰富的生态系统及错综复杂的生物结构而暴露出弱点。有时打几个嗝是因为我们自己吃了什么（吃进去的东西干扰了肠胃正常的功能），而有些时候原因就比较复杂微妙了。

对于消化功能紊乱，大家有不同的叫法——肚子痛、闹肚子、肠胃问题，或者拉肚子（压根憋不住、灾难现场那种）。一言以蔽之，就是感觉不对劲，主要症状有腹泻、便秘、腹胀、胃部不适，以及笼统的"不太舒服"。

毫无疑问，肠胃问题会影响你的身心健康。胃肠道里充满大脑所需的激素和其他化学物质，因而也被称为"第二大脑"。例如含有让人舒畅的激素血清素，因此肚子要是不舒服，你的情绪也会受到影响。

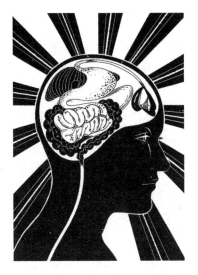

所以，肠胃的重要性不言自明。虽然肠胃疾病可以通过非处方药快速解决，或者忍一忍就过去了，但这些问题还会循环往复。

有时你的肠胃平静如水，而有时因为食物的搅动而翻江倒海，让人不寒而栗。波浪来了又走，偶尔也会将你淹没，破坏严重。所以有必要采用更全面的方法，让肠胃的水域始终风平浪静。你可以尝试不同的方法，逐步调理身体，改善各大系统的功能。

毕竟，肠胃问题早在人类出现之时就已产生，而如今依旧是一种多发病，所以要调理肠胃得相信直觉，像"宰相肚里能撑船"一样接纳所有已知的治疗方法。就如治疗许多慢性病时"三个臭皮匠赛过诸葛亮"，中医并非是用不同寻常的手段来治疗一种人尽皆知的疾病，而是给予我们不一样的指引，在西医为主的时候还能补充一些解决方法。

想象你可以控制这些波浪的强度和大小，但不能掌控它的起落。它更像一个表盘，你可以将它调准，这里拨一下，那里拨一下，然后——"感谢老天爷，四天了，总算拉出来了！"

当你去做这些事情（说的是调理，不是排便哦），说不定很快就能找到缓解胃肠不适的法子，让健康的肚子常伴左右。

❀ 承上启下
消化道里的生物学

消化系统看起来和身体的其他部位大同小异，没出问题时你从不关注它，不是吗？一切正常时，食物会被自动消化，你也就没有必要老想着它了。吃进去，又排出去，如此往复，生活继续（每人每年平均排泄物重约 136 千克）。

了解肠胃道内部环境有助于我们弄清是什么引起了不适，或者说为什么会出现肠易激综合征（IBS）——涵盖了所有肠道不适症状的一种紊乱。近四分之一的美国人都有肠易激综合征，轻则会有些许不便（比如憋不住排便），重则疼痛难忍，很不舒服。下面我们来了解一下肠道里的两大主要系统。

消化系统：从嘴巴到肛门的消化"公路"上的所有部位都包含在消化系统中，不过连接各个节点的并非省际道路，而是道路系统和条条巷弄，食物在这里经过加工，转化为营养物质和垃圾。

简单来说，当食物由口进入食道，你就失去了对消化过程的控制（此前你可选择吃什么、怎么咀嚼），身体里的系统就此充当驾驶员，掌控全局。吞咽动作给大脑发出信号，启动肠道蠕动，相当于在公路上运送食物。这时，各种激素和神经开始影响饥饿感、食欲，再到消化速度等方方面面。

食物进入胃部，胰腺、肝脏及其他器官的消化液混入食物，随后一起进入小肠。在小肠内，水分得到吸收，经过消化的营养物质进入血液，能量随着血液循环，通过道路和巷弄输送到达身体的各个器官、组织和系统。而运动过程中产生的废物则会移动到大肠，再次吸收水分，形成粪便，准备排便。

知道了所有的运动过程和影响因素，就很容易找到消化不良的原因。激素水平、神经信号、对各种食物的反应都会影响消化过程，还会影响身体的反应和知觉。消化道紊乱一般表现为浑身难受，重则便秘或腹泻。

从医学的角度来看，我们的目标是安抚消化系统，防止消化过程中的"疾风骤雨"。由于消化系统十分复杂，每个个体存在细微差别，慢性疾病难以自动痊愈（急性肠道问题常常可以通过各种药物缓解），因此选择中医治疗对于解决肠易激综合征长期的相关困扰大有裨益。

微生物群：长期以来，我们对消化道的认识集中在上文所述的消化过程，各个器官参与其中，通过各种运动捣碎食物，要么转化成能量，贮存为脂肪，要么将其排出体外。

近年来，人们越来越重视微生物群，也就是数万亿生活在我们体内的细菌、真菌、病毒和其他微生物组成的生态系统。我们肠道里的细菌数量是体内细胞数量的 10 倍，真是叹为观止。成千上万种细菌组成人体内的微生物群，每个人的微生物群都存在差异。衡量微生物群落是否健康与评估任何一个复杂的生态系统并无二致，参考标准就是多样性。要特别注意，身体的消化工作由这些"外包商"负责。健康食品有助于保持微生物群的平衡和多样性，而垃圾食品则助长有害菌，损害多样性。

但问题在于，评估微生物群是否正常与分析动脉的堵塞程度是两码事。微生物群更像中学管弦乐团，有时配合完美，有时走几个调，更有甚者可能都无法听出他们在表演什么。但如果是微生物群这个乐队演奏的，就不像是脍炙人口的摇滚乐那么简单了。更为棘手的是，微生物群总在变化，每天或者过一段时间都会有所不同。

得益于营养成分和其他因素，微生物群可以帮助我们抵御疾病，促进消化。虽然要评价微生物群的作用仍需大量研究，但值得关注的是，我们有许多方法来平衡肠道菌群，促进健康并提高整体消化功能。

改善肠胃不适的西医方法

非处方药：易蒙停和胃泌素等多种西药可以缓解腹泻症状。泻药可以缓解便秘，大便软化剂或矿物油可以润滑肠道，促进蠕动。纤维补充剂也能促进消化。

营养品：促进消化的营养品一般侧重补充水分（有助于排便）和纤维（改善消化运动）。酸奶等发酵食品有助于强化肠道菌群，改善肠道菌群的平衡。

益生元和益生菌补充剂：益生元和益生菌作为有益菌的优质营养物，能促进有益菌在肠道内的生长。

初乳：初乳备受推崇，西医研究表明它具有安抚肠道的作用。这点不难解释，因为新手妈妈的第一次母乳对于新生婴儿的肠道适应新环境和生长发育至关重要。初乳中的几十种重要蛋白质有助于肠道恢复正常，增进微生物群的健康。

中医治疗

中医与西医对消化过程的理解略有不同。摄入的食物经过加工变成有用物质或者糟粕，有用物质（即"水谷精微"）经过脾（运化功能）传输至全身，通过脾来补养气血和津液，提供人体所需的营养物质。回想一下，中医脏腑不同于解剖学器官，是按功能区分的。脾就像由多个地点的服务器一起运行的虚拟互联网"云"，是负责消化的肠胃、肝脏、胰脏、胆囊等所有部位的叠加。

消化不良、恶心、腹痛、腹泻、便秘等所有肠胃问题都可能是脾虚引起的，阴阳失衡往往是根本原因，进而病原体（病邪）容易入侵。例如，湿邪侵脾常导致腹泻，热邪存于肠胃易导致便秘，肝气郁滞可能引起腹痛。这就解释了常见肠胃疾病（如肠道易激综合征）为什么会出现不同的症状。

胃肠道问题的主要证候有以下几种。

脾虚：大便溏稀，舌苔白，舌头胖大，面色暗黄，腹部隐隐作痛，食欲不振，四肢沉重。

寒湿困脾：食欲不振，小便清稀，脉缓，腹痛，四肢沉重。

肠胃积热：大便干燥，便秘，胃脘胀痛，舌绛，苔黄腻，口渴，口臭，心烦。

肝脾气滞：腹胀，腹痛，大便干燥，易怒，郁闷。

需要指出的是，如果消化问题是由肝气郁结引起，那么往往会伴随一些情绪和睡眠问题。西医也注意到了这层联系，但西医用肠道和大脑中的激素和神经递质来加以解释。中医则通过肝这一概念来解释其中联系，肝能够舒畅气机，预防多种疾病。

脾虚的原因包括过度饮酒或过量饮用咖啡、茶、软饮，贪生冷，喜甜食，思虑过多。现代农工业生产加工过的食品，尤其是精加工食品，缺乏提供营养的精微物质，加剧了脾的负担，久而久之引起脾虚，导致消化不良。这大概解释了为何如今我们有了充足的食物，肠易激综合征和食物过敏等消化问题却越来越普遍。此外，中医认为不同的情绪与五脏有一定的联系，思虑过多容易伤脾。

难道中医也蕴含了先进的微生物学知识吗？答案应该是肯定的。如上所述，脾集多种功能于一身，由身体多个部分组成，微生物群就是其中之一。研究表明中医疗法能够健脾，促进肠胃有益菌群的生长。中医治疗胃肠病的一种药"人中黄"就是利用健康儿童粪便中的菌群来治愈疾病。

◎ 中医小妙招

试试下面的方法，以及针灸、拔罐等方法，来缓解各种肠胃问题。

1. 食补养胃（表 10）

表 10　改善肠胃问题的食物

食物	用法与功效
大米粥、小米粥	粥养气、健脾胃、止渴，粥上漂浮的细腻黏稠、形如膏油的物质俗称"米油"，有止泻功效
黄瓜、白菜	缓解肠内积热引起的便秘

续表

食物	用法与功效
竹笋	缓解肝脾气滞引起的便秘
山药	山药削皮，蒸 30 分钟，具有调理脾虚的功效
佛手柑粥	20 克佛手柑水煮，加 80 克粳米和 10 克冰糖调味，可通便

2. 自我按摩，缓解胃病（表 11）

表 11　改善肠胃问题的穴位

部位	穴位	中医理论	手法	定位
肚脐向上四指宽处	中脘	疏通脾经和胃经，缓解各种肠胃不适	单手按压穴位，另一只手按压其上增强压力，轻轻按摩 2～3 分钟	
肚脐左右 3 指宽处	天枢	缓解消化道症状	用三指顺时针按摩腹部 10 分钟有助于通便，逆时针有助于止泻	

此外，按摩足三里也可增强脾胃功能。

3. 动起来

中国有句老话："饭后走一走，活到九十九。"中医典籍中也记载了饭后散步能够健脾。这种运动还能促进消化来减肥。

何以解忧

○ ○ ○

问题：抑郁等情绪问题

关键脏腑：肝

中西医结合目标：提振情绪，让自己更舒服更健康

　　毫无疑问，我们每天的每时每刻，甚至说一句话的时间，心情都会有所波动。我们时而心情舒畅，飘飘然如腾云驾雾；时而焦虑不安，仿佛恐怖片里待宰的羔羊。

　　我们有悲有喜，或悲喜交加。情绪可能如潮水般涌来，可能变化无常，也可能如绒毯一般将你裹住，给你慰藉。

　　纵观西方医学史，抑郁、焦虑和心境障碍等问题一直是导致心脏病和癌症等疑难杂症的第二大因素。我们逐渐认识到，情绪问题也是一种疾病。不过棘手的是，对于情绪问题，我们没有直截了当的诊断和治疗方法，因为情绪障碍不同于其他疾病，难以捉摸。先进的诊断技术能帮你看清癌细胞或动脉阻塞，但机器扫描完大脑却无法告诉你：你今天快要情绪失常了。

　　大可不必让机器来告诉你诊断结果，因为你自己知道，能感觉到它如影随形。抑郁的危害不一而足，情绪低落、淡漠都不容小觑，因为身体的觉知和机能会受影响，它更是一种威胁，其连锁效应将会损害健康。

　　难过时，你就想找些事情发泄一通，倒上 1 杯甚至 7 杯红酒，或者狂吃下足够喂饱一整支足球队那么多的香蕉面包。接下来会发生什么就可想而知了，你会一发不可收拾地上瘾，体重激增、压力缠身、时常失眠……

这是因为心情影响我们的行为和表现。

治疗情绪问题的主要难点在于，情绪问题有点像疼痛，你能察觉却往往找不出原因。因此，或许可以借鉴中医，放眼全局，考虑尽可能多的影响因素，尝试不同的治疗方法。

情绪问题之所以复杂，是因为严重程度因人而异。如果是抑郁症，重则伤人伤己；如果是普通的压抑情绪，通常只是感到伤心，而不会威胁生命。西医的确能通过各种方法治疗从轻症到重症的问题，不过如果你持续因情绪低落、焦虑不安而挣扎难受，中医作为一个备选方向，就值得一试了。其实自人类出现以来情绪问题便一直存在。焦虑、郁闷情绪的出现，促使我们寻找解决方法，修复不对劲的地方。所以，当我们学会了五千年来都行之有效且温和的方法，就能更好地驯服这些情绪"怪兽"了。

当然，不是说要把焦虑清理得一干二净，这既不现实，也不能清除所有导致焦虑的外部因素，我们只有学会保持对焦虑的掌控。

诚然，我们并非生来就应该整日兴高采烈，不过我们可以激发正面情绪，从而促进身体健康。

值得一提的是，"新冠"疫情确实让我们更加关注心理健康。越来越多的人在压力、焦虑、抑郁、恐惧和其他复杂的不良情绪中无所适从，所以我们都在寻找战胜消极情绪的方法。而这无论在过去、现在还是未来都不能一蹴而就，情绪无法在顷刻间逆转，自动将你推出黑暗。但是，我们相信通过一些调理的方法可以达到改善情绪的效果，让大自然的馈赠给身心做一次理疗，从而拥有更积极的状态，让自己能较为自如或轻松地把控焦虑。

✿ 忧郁蓝
抑郁里的生物学

虽然无需赘述，但还是值得一提，近 3 斤重的大脑如同"生物宇宙"，是人体最复杂的器官，而人们对其知之甚少。是这个器官带给我们思考、解决问题的能力，让我们去爱、去放声大笑，让我们灵光乍现写出美妙的歌词，让我们能够制造火箭，让我们梦见儿时的邻居在放满橘子皮的浴缸里弹尤克里里，可是它也会让我们的世界黯淡无光。

谈到抑郁等情绪问题的原因，西医的解释其实大多数情况下是"我们不知道"。

换言之，触发情绪问题的原因错综复杂。"化学物质不平衡"往往可以用来解释这些病情，但问题远非如此简单。情绪问题的原因和关联因素包括以下几方面。

软件问题：大脑的运转依赖数千种化学反应，一旦出现故障，就会导致抑郁和情绪问题。但是，如果认为我们只需增减某些化学物质使其达到"正常"水平，那就异想天开了。大脑的化学成分复杂至极，试图控制其中某一种化学反应并不能让我们迅速振作起来。

硬件问题：有证据表明，抑郁症患者的海马体（大脑存储记忆的地方）比正常人的要小。抑郁症也可能与神经元（大脑的神经细胞）之间无法进行高效且有效的交流有关。这点很关键，因为神经递质之间沟通不畅，信息传输出错，就会引起与抑郁症相关的化学反应。当大脑无法发送或接收正确的信号，线路出现故障时，大脑的正常运作就会受到影响。有一种理论认为，要改善情绪，就需要培养新的神经元。

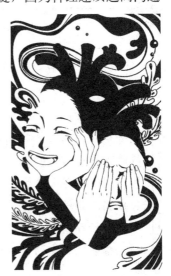

遗传因素：研究表明，有抑郁症家族史的人患抑郁症的几率更大。情绪受到各类基因的影响，所以很明显基因与情绪之间存在关联。值得注意的是，遗传倾向未必对健康具有决定性作用。表观遗传学认为，我们能够开启或关闭基因，改变基因表达。这意味着某个基因在你体内和它在其他人体内的功能可能存在差异。为了适应环境（如饥饿或压力），我们可以随时将改变后的某个 DNA 永久保留下来，这种变化通过基因遗传也影响着后代。

环境因素：广义上，大脑受到哪些因素影响呢？不管是药物、基础疾病，还是压力、紧张，都会影响大脑的状况。众所周知，生活的创伤会改变我们的认知。当然，影响我们心情的还有外界环境（比如冬季昼短夜长容易引发季节性情绪失调）。

既然影响因素如此之多，那问题就来了：当我们不知道根本原因时，怎样治疗才能起效？西医采取的方法多种多样，如用药物调节情绪，运动、心理咨询等生活方式干预或行为疗法。其中许多方法都有一定效果，但并不适合所有人。而中医的优势就从这里体现出来了，当西医无法给出明确的诊断或治疗方法时，中医的整体思维也许可以提出一些疾病的解释，形成独特或互补的作用。

面对复杂多变的病情，或许有必要试试中医的治疗思路，通过理气来改善情绪，缓解抑郁。

改善情绪问题的西医方法

预防：运动有助于防止抑郁症发作，也能有效控制抑郁症复发。

药物治疗：抗抑郁药主要作用于控制情绪的血清素、多巴胺和去甲肾上腺素等神经递质。这些药物以不同的方式改善神经递质的功能或防止功能退化。药物通常有一定不良反应，对于因具体原因而抑郁，比如近期经历过重大变故的人群药效不佳。此外，长期使用药效也会有所削弱。

谈话疗法：与心理治疗师等专业人士，甚至是与亲友交流，都能帮助你从忧伤的事情里走出来。眼睛和耳朵长在脑袋上是为了看见别人的脸、听见别人的声音，所以把忧郁从脑袋里赶出去还得靠大脑。

其他方法：我们很难判断情绪问题的直接原因，也没有针对性的治疗方案，不过调整生活方式有助于舒缓情绪。例如，除了预防不良情绪，光疗可以提振精神。具体而言，冬季可以进行紫外线光疗，吸收维生素 D（多晒太阳）能让你的一天充满阳光。太阳光能让人体释放改善情绪的血清素，同时促成维生素 D 的合成，因此午后悠闲地散散步，对情绪的改善可以说是双管齐下。

❀ 中医方法

在心理学和精神病学方面，中医自成体系。中医所说的"神"是指精神活动，自然与抑郁有关。中医认为"心主神明"，由心脏统摄。根据中医五行理论，五神分别如下。

神——每个人特有的情志和性格。

魄——本能的感觉和生命活动。

魂——品德，精神层面的活动。

意——思考、形成想法的过程和能力。

志——指导思想和行动的精神力量。

中医认识到，情志是影响身心的关键因素，前文五行理论中的五志就谈到了这点。需要注意的是，每种情志对应一个脏腑，情绪过激对相应的脏腑是一种损害。具体而言，过喜伤心，过怒伤肝，过思伤脾，过忧伤肺，过恐伤肾。

另一方面，脏腑影响情志。众所周知，肝脏具有升发功能，主疏泄。"疏泄"一词比较抽象，是指保证所有生理活动正常进行的一种功能。

有意思的是，抑郁和肝郁都用"郁"字。肝郁气滞是抑郁的主要原因不无道理，好比说大自然的力量受到压抑时，水汽凝滞形成露珠，忧愁也是如此。

常见的病机还包括肝气郁结。中医按功能划分脏腑，肝气郁结解释了气机郁滞的所有情况，其表现为气滞证，可以通过辨证来判断。典型的症状为情志抑郁，久而久之气郁会损伤器官。中医认为"气郁化火"，气滞可能化生火热，而火热是导致失眠、便秘、焦虑等问题的主要病邪。

肝气郁结归根结底是因为肝虚，由此可见，情志郁结与阴阳有关，也就是本书的中心思想。让我们从阴阳的角度来重新认识抑郁。为什么晒太阳能缓解抑郁情绪？我们知道，"阳"意味着能量和活力，与郁滞相反。阳光这个词语由"阳"和"光"组成。顾名思义，阳光有助于恢复阴阳的平衡，疏通气机。

生活总是磨砺我们，也破坏阴阳平衡。我们必须学会适应身边的变化，就像根据季节变化增减衣服，调节饮食一样。

◎ 中医小妙招

对于情绪问题，我们不敢保证有什么特效药，特别是针对较为严重的情况。不过我们有一些促进心理健康的小妙招，帮助你重新拥抱积极的心态。

1. 舒缓情绪的食疗（表 12）

表 12　改善情绪的食物

食物	用法与功效
薄荷茶	疏肝，有利于缓解抑郁、焦虑和紧张
玫瑰菊花薰衣草茶	热水中放入玫瑰、菊花、薰衣草各 5 克，可反复冲泡
郁金莲子粥	郁金（姜科植物）10 克，莲子 15 克，粳米 100 克，煮粥，有改善情绪的功效

2. 自我按摩，重振精神（表 13）

表 13　改善情绪的穴位

部位	穴位	中医理论	手法	定位
仰掌时，外侧筋脉与手腕横纹的凹陷处	神门	"神"的门户，能安定心神，改善情绪	睡前按压该穴位	
头顶正中心，枕骨两侧下方凹陷处，以及外眼角外上方凹陷处	百会、风池、太阳	缓解心神有关的症状	按摩百会穴至发热，按压风池穴1分钟，再按压太阳穴	
腕横纹上四指宽处，肌腱中间	内关	缓解心神有关的症状	按摩 10 ～ 15 分钟	

3. 泡个热水澡

当你感到紧张焦虑时，血液循环会降低，泡个热水澡能促进气血循环。气血运行正常，身体就能得到放松。同时，可以尝试深呼吸，缓慢吸气、缓慢呼气可以降低神经兴奋，让你重获平静。还可以做正念冥想，关注自己的身体、呼吸和心灵。如果不能泡澡，可以将吹风机调至热风，吹肚脐和腋下至发热，再深呼吸 5 分钟，这样你的坏情绪也许就能立刻缓解。

免疫卫兵

○　○　○

问题：感冒

关键脏腑：肺

中西医结合目标：改善免疫系统，预防外邪侵入

感冒如同身体的一次堵车，它和只剩2%电量的手机一样令人头疼。不过我们至少知道如何缓解，让这里的交通拥堵早一点疏通，毕竟感冒只是一时的烦恼。

感冒确实不同于我们在前面谈到的疾病，那些病症可能是慢性的，使身体变得虚弱，并且造成严重的后果。而我们似乎可以把感冒和肚子时而发出直升机般轰鸣的消化系统问题归为一个大类。

不过我们还是来了解一下感冒到底是什么。本章将带领你了解免疫系统的功能，如何强化免疫系统，身体防御系统方面的中医理论，以及我们如何增强抵御各种侵扰的能力。

大家关心的重大免疫性疾病，如艾滋病、红斑狼疮、癌症，的确威胁生命，也是真正令人忧心的。我们在本书的前半部分讲到，西医在治疗癌症、心脏病等健康问题上具有一定优势，原因是西医把握住了科学的进步，因此这些疾病就不在本书中详述了。

那么，本章将带领大家进入免疫系统一探究竟。如果遇到细菌或病毒感染，你就知道如何化解碰到的未能解决的问题，你还可以了解到如何增强免疫力——这对于抵御严重的疾病来说至关重要。

我们都知道感冒是怎样一种感觉，浑身乏力软塌塌的，外加头痛欲裂，鼻子塞得像塞满东西的感恩节火鸡，而且肉汁浓郁。

不过，感冒绝不是世界末日，它不会威胁生命，也不会改变你的生活。但如果得攒掉好几垃圾桶的鼻涕纸，就比较闹心了。真正难受的是，感冒之后你觉得什么事情都不顺，可能几小时，也可能几天都是这样。从你的反应可以看出，你的身体做了几成的战斗准备，迎接更大的威胁。

要提升身体的健康，我们就需要知道如何强化免疫系统，学会防治感冒是让身体更强壮、更健康、更有活力的一个途径。

预防感染
免疫系统的生物学

免疫系统的任务是抵御任何试图侵入人体的东西。它由各司其职、共同维持身体正常功能的细胞和分子的系统所构成，是一个完备的防御体系。

免疫系统分为两类：先天免疫（非特异性免疫）指在受到威胁后立即产生的免疫应答。例如，皮肤是一层保护屏障，可以隔离有害的外来物质。适应性免疫（特异性免疫）比较复杂，它通过识别入侵者并产生免疫记忆，然后产生大量细胞（淋巴细胞）和分子（如抗体）来对抗特定的入侵者。虽然这两种免疫系统共同的任务是保证身体以一种自然、良好、平衡的状态运转，但它们维护健康的方式不尽相同，又可以互为补充。

状态良好时，身体就能平稳运转。人体好似一家小型工厂，如果一切正常运转，你就不会感觉任何异样，就能按预期的方式正常活动。

那么，这个工厂制造的最珍贵的产品是什么呢？就是你呀，你身上一切具有防御能力的物质总和。出厂时，你不会让厂门大开，放坏蛋进来抢走货物、放火烧机器，或偷走系统软件，而是保护工厂。

这就是免疫系统的职责。

你的身体工厂有许多门窗，最常见就是鼻子和嘴巴，它们与外界接触最频繁，容易受到细菌病毒等外来入侵者的伤害。

入侵者有时偷偷潜入工厂，有时肆无忌惮地猛敲大门要求进入。无论是哪种情况，免疫系统的一些细胞和分子都会尽职尽责地核查它们的身份。这些细胞及其分子会判断它们是否是外来者，能否放它们进来。如果是外来者，体内细胞会喊来杀手细胞干掉这些入侵者。由于自身免疫问题，卫兵免疫细胞也会误伤体内无辜的细胞，从中可知检查点存在混乱，而这一惨状也警示我们阴阳平衡是何等重要。

假设卫兵细胞状态极佳，战斗如火如荼。杀手 B 细胞、T 细胞和外来入侵者纠缠起来，最后将它们从体内押送出去。这场战争看起来可能不那么令人愉快。毕竟 B 细胞和 T 细胞都身负重任，外来入侵者想在体内找个地方常住下来，免疫细胞就会喊他们滚出去。这时你就会感觉到身体反应，这些反应就是卫兵免疫细胞与外来入侵者正在缠斗的表现。

当你开始流鼻涕、打喷嚏、咳嗽、头疼，感觉到所有的症状时，表明你的免疫系统正在抵御外敌，而这些症状的出现也释放了明确的信号——免疫系统打击敌人是为了保护你。所以从各方面来看，生病其实代表了免疫系统在打健康保卫战

正常情况下，入侵者在战后会被驱逐出人体。免疫细胞军纪严明，危机解除后便相继死去。部分安保细胞和分子会回到原来的岗位上，为下一场战斗做准备。与此同时，由巨噬细胞组成的清理小分队赶到战场，开始收集残片，发送入侵者信息，这样身体（通常是由一种免疫记忆细胞来承载）就能记住敌人的样子，以便下次识别。

但免疫系统并非天衣无缝，细菌病毒等病原体可以穿越防御系统的漏洞，而身体不熟悉的入侵者很难被快速击败。要干掉那些不认识的入侵者，免疫系统有时会发起大规模无差别袭击，导致病毒和身体两败俱伤。这是极端失衡的状态，结果可能是自我毁灭，部分新冠病毒感染致死的病例就属于这类情况。

这才是免疫系统更为真实的一面。我们希望感冒来袭时你能舒服一些，但更希望你能利用一些方法和策略巩固免疫细胞，帮助他们更好地对付试图潜入身体工厂打砸抢掠的入侵者。

西医治感冒的办法

预防：勤洗手，防止病菌传播（戴口罩，保持一定距离），接种流感疫苗（接种减毒病毒或模拟病毒疫苗，诱导身体产生抗体抵御入侵者）。

药物治疗：抗生素可治疗细菌感染，抗病毒药物可治疗病毒感染，一些非处方药物可以缓解咽痛、鼻塞和头痛等症状。

其他方法：服用锌片，维生素 D 和维生素 C，注意休息。再来点暖暖的蔬菜炖鸡，这道菜富含糖胺聚糖等重要营养物质，鸡肉和鸡骨中还有生长因子，可谓既营养丰富，又易于消化。

❀ 中医方法

卫气，就是中医所说的免疫力的一种表现形式。这个无所不能的卫气具有免疫功能，它巡行于体表，特别是病原体（病邪）容易入侵的开合处，比如汗毛孔。卫气可以是人体门户的卫兵，也相当于消化道、呼吸道黏膜上面附着各种细胞，尤其是繁多的免疫细胞。在中医里，卫气相当于"黄金屏障"。体质虚弱的人通常卫气虚，易得感冒，会出现自汗（汗孔闭合不严）、恶风寒、神疲乏力。如果你想弄清自己是否卫气虚，可以试试引言中的自我诊断工具。

感冒通常体现在鼻子上，而肺开窍于鼻。中医认为肺掌管呼吸和出汗，这两个过程都是将体内的东西送出体外，因而卫气本质上类似于肺气，肺气虚也会导致卫气虚。

虽然西医认为感冒是由鼻病毒和其他病毒引起的，但中医认为最常见的主要致病因素是风，把感冒称为"伤风"。我们都知道风变化无常，所以天气变化时最容易感冒，而且是急性症状。风邪常与寒邪或热邪一起致病，所以感冒主要分为风寒证（无发热）和风热证（发热，有时咳痰）。

◇ 中医小妙招

影响免疫力的因素极其复杂，而且因人而异。增强免疫力的方法也多种多样，你可以试试以下方法。

1.草药

中医有一类草药专门用来抵御风邪，其中广为人知的是生姜和葛根。不过，针对不同的证候，治疗方法也有所不同。风寒感冒应用温性药，这样患者就能发汗，驱散寒邪。反之，风热感冒应用凉性药。

卫气虚是诱发此类疾病的主要因素，那么要预防疾病就得增强卫气。经典的方剂有玉屏风散，它以黄芪为主药。黄芪广为人知的功效是益气，还具有固表的功效，使汗孔闭合，所以黄芪是这个方剂的"君药"。

2.增强免疫力的食疗（表14）

表14　帮助改善免疫力的食物

食物	用法与功效
灵芝	家用益气中药，富含 β - 葡聚糖，这种天然化合物可增强免疫力，预防感冒和上呼吸道感染等病
萝卜	清热解毒，驱寒邪（或防止寒邪侵入）。 做法：将甘甜多汁的萝卜切开榨汁，然后把姜捣碎，将姜、萝卜汁、少许糖或蜂蜜加入沸水中搅拌，每天饮用3次
红糖姜汤	温阳祛寒，缓解风寒感冒引起的头痛、鼻塞、流鼻涕、关节痛及其他症状。 做法：红糖、姜、红茶放入热水，每天饮用一至两次

3. 自我按摩，增强免疫力（表 15）

表 15　增强免疫力的穴位

部位	穴位	中医理论	手法	定位
拇指根部	鱼际	与呼吸器官密切相关	将双手大拇指根部的大鱼际贴合，互相摩擦。每日按摩 3 次，可缓解感冒症状	
鼻旁	迎香	鼻旁特殊的压力点，可以改善鼻周围血液循环，赶走感冒病毒，促进黏膜细胞分泌	握拳，用食指弯曲处按摩两侧穴位	

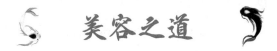

美容之道

∘ ∘ ∘

问题：皮肤状态不佳

关键脏腑：心

中西医结合目标：容光焕发，神清气爽，增进健康

小时候，只有在"大事不妙"的当口，我们才会注意到皮肤，比如摔破了膝盖、晒伤了后背，或者静悄悄的时候，你哥突然在你身上掐了一把，想让你发出杀猪般的惨叫，出个大糗。

青春期，你变得越来越敏感，皮肤状况对你来说也愈发重要。痘痘真愁人，化妆费时间。从前总爱照镜子，现在拿手机当镜子，那时我们对容貌的关注超过其他任何事情。

我们早早地便知晓外貌的重要性，并在往后一生中都十分看重外貌。科学研究印证了我们的直觉，容貌对人际关系、工作前景、人生乐趣发挥着关键作用。

我们当然知道内在美更胜于外在美（贺卡上常常这么写），但也不能无视容貌对于健康的作用。要想知道其中缘由，就让我们继续阅读下面的内容。

- 皮肤状况（以及毛发）反映了整体健康。这就意味着一旦皮肤异常，身体内部十有八九也会有点问题，反之亦然。皮肤好就说明身体机能良好。皮肤不仅是你的一大标志，更是体内生理过程的外在体现。

- 外在容貌影响着心理感受。如果你一直饱受皮肤干燥、发色暗淡、肤质瑕疵、皱纹等衰老迹象或皮肤不佳等问题困扰，那么身体的其他系统也会受到影响，让你感觉到压力倍增，焦虑难安，抑郁不堪。

● 我们在意皮肤问题（无论急性还是慢性），不仅是出于虚荣心，更是出于对健康的考虑。皮肤问题事关健康，而中医就有许多治疗皮肤病的方法（详见后文"中医治疗指南"部分）。

当你想要激活肌肤、保持年轻时，千万别不好意思，以为是自尊心作祟，保养皮肤是拥有健康与活力的主要途径之一。

西医研究了很多改善肌肤的产品和方法（有些确实很好用），不过中医也不失为一种良策，可以锦上添花，让我们里里外外都健康十足。

✤ 保护膜
皮肤健康里的生物学

生活中，我们总纠结于外观，比如要换什么样的手机壳，家里涂成什么颜色，穿哪一件衣服。

乍一看，似乎这些都与风格相关，选择的颜色或设计透露出你的性格，这点毋庸置疑（随便看一个带着炫目手机壳的少年就知道啦）。这类外层都能起到重要的保护作用：手机套保护手机，涂料作为第一道防线抵御恶劣天气，衣服为你遮风避雨。

皮肤也不例外。它是身体最庞大的器官，也是身体的外包装，最主要的功能是阻挡有毒物质及各种威胁（比如暴晒）。皮肤就像屋顶瓦片，每天都历经考验，但它又不像瓦片每隔20年就要翻新一次。皮肤自动更新的周期约为一个月，这就解释了为什么短短几周，粗糙的皮肤可以变得光洁如新。不过，有些变化难以逆转，比如皱纹和雀斑。这些状况反映出营养、内分泌、免疫系统和神经系统状况，也是衰老的体现。

只有保护好以下每一层肌肤，才能维持皮肤健康。

● 表皮：薄薄的表皮位于最外层，不仅提供防护，还包含免疫细胞，对免疫功能的发挥起到特殊作用。

- **真皮**：真皮位于皮肤的中间层，掌管诸多生理活动，是汗腺和神经末梢的所在部位，也是毛发生长的地方，血管在这里形成通道，将营养物质送至皮肤。

- **皮下脂肪**：储存脂肪的区域，有助于保护骨骼，维持体温，为血管提供功能性辅助。

皮肤由胶原蛋白、弹性蛋白和角蛋白等蛋白质构成。正因有了这些成分，皮肤才具有韧性和弹性，担负起抵御外伤的重任。皮肤功能衰退时，你会长出皱纹，察觉到衰老的迹象。保养皮肤主要有两种方法，一是防止阳光中有害的紫外线辐射，预防癌症和晒伤；二是正确护肤（护肤产品成分包括水、关键维生素、矿物质和其他有益分子）。

西医护肤方法

预防：虽然我们建议大家在不涂防晒霜的情况下出去晒晒太阳，补充每日所需的维生素D（每天大约15分钟，视肤色而定），但任何时候，只要超过推荐的时长，就要使用不低于SPF 30的防晒产品以防晒伤（即便户外寒冷，超过15分钟的暴晒也要做好防晒哦）。

外科手术：针对晒伤引起的早期癌变或皮肤癌，可以通过各种技术来切除可疑部分，定期检查也能减少长期损伤。

产品：抗氧化剂（维生素E、硒等）等补充剂有助于人体抵抗紫外线损伤；Omega-3脂肪酸能保护皮肤屏障，维持皮肤水分；维生素C促进胶原蛋白的合成，有利于皮肤愈合；视黄醇能促进皮肤自我修复，是皮肤科医生经常推荐的药品。还有一些药物可用于治疗痤疮、湿疹等皮肤病。

❈ 中医方法

所谓"外华"是指脏腑气血表现在外的色泽。五脏与面、毛、唇、爪、发相关，故面、毛、唇、爪、发的色泽，可以反映五脏气血的盛衰。身体表面多个部位（皮肤、毛发、指甲、嘴唇）都靠内在健康来维系，由此可见不同的器官也关系到容貌的方方面面。我们学过，根据阴阳五行，脏腑可分为五类，分别对应体表的五个部位。

心 = 面

肺 = 毛

肾 = 发

肝 = 爪

脾 = 唇

五脏外华，即"心其华在面"，"肺其华在毛"，"脾其华在唇四白"，"肝其华在爪"，"肾其华在发"。这五华之中最为关键的是面，面色能够充分反应一个人的"神"（精神状况），而心主神志（此处之"心"不限于西医所讲的心脏），所以面色无华、精神不振是由心气虚引起的。此外，中医认为面部是人体经络汇聚之处，构造复杂，有可能影响其他脏腑。

在这一思想的指导下，中医大夫的诊断方式如下。

- 面色无华、精神不振 = 心气不足
- 面色暗黄、唇色苍白且干燥、无精打采、肥胖 = 脾气不足
- 头发干枯、皮肤干燥 = 肺虚
- 掉发、脸颊凹陷 = 肾阴虚
- 面部苍白浮肿、双目无神 = 肾阳虚
- 面色晦暗 = 气滞血瘀

中医将外貌与体内健康联系起来，与西医中激素的系统性控制（特别是雌激素、睾酮及糖皮质激素）大相径庭。中医的治疗方法因人而异，不乏按摩、滋补、冥想、针灸、汤药、运动等方式，部分疗法功效持久，

补益全身。

◈ 中医小妙招

面对五花八门的护肤产品和宣传，我们很难弄清哪一个效果最佳，而我们要讲的这些方法来自中医长期的实践，能有效修复损伤皮肤，让你保持年轻，容光焕发。

1.食疗护肤，焕发光泽（表16）

表16　改善皮肤的食物

食物	用法与功效
黑芝麻、核桃	黑芝麻和核桃各15克，磨碎放进粥里，早餐服用
胡萝卜、芹菜、苹果、蓝莓混合果汁	能缓解各种皮肤问题。例如，可在皮疹发作期间每日食用，缓解后或巩固期每周食用一到两次

2.自我按摩，拯救皮肤（表17）

表17　改善皮肤的穴位

部位	穴位	中医理论	手法	定位
色斑、黑点	无	可活血解毒	伸出拇指，其余四指握拳，用拇指指尖垂直按压较大面积的色斑，逐渐加大强度至按压到真皮	
皱纹	无	可局部活血，减少血瘀	按摩太阳穴周围，用中指和无名指从中间向两边轻揉双眼下部区域	

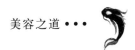

部位	穴位	中医理论	手法	定位
各种皮肤受损	无	理气，滋养局部皮肤	皮肤清洁后，在受损区域涂抹佛手柑、薰衣草、玫瑰或茶树油	

自制面膜

七白散

七白散作用于皮肤，是中医常用的美白方剂，含有 7 味中药，主要起到淡斑祛痘的作用。

1. 7 味草药取等量备用：白蔹、白术、白牵牛、白芍、白僵蚕、白芷、白附子。

2. 所有原料磨成粉末。

3. 加蜂蜜、蛋清或牛奶，搅拌成糊状。

4. 涂抹于皮肤，静待 10 ～ 15 分钟。

5. 用清水洗净。

修复瑕疵

1. 将蜂蜜、蒲公英或黄连药液涂于新鲜的西瓜皮（白色部分）上。

2. 用瓜皮在清洁好的皮肤上摩擦。

3. 像敷面膜一样将瓜皮敷于患处 30 分钟。

4. 用温水洗净。

皮疹

1. 将黄瓜皮敷于脸部皮疹处。

2. 静待 30 分钟。

3. 用纯净水洗净。

4. 面部涂抹椰油，轻轻拍打。

抗皱

方法一

1. 珍珠粉 0.5 克，半根香蕉捣碎，牛奶 10 克。

2. 搅拌均匀。

3. 涂抹于皮肤。

4. 用清水洗净。

方法二

1. 珍珠粉 0.5 克，两颗鸡蛋分离出蛋清。

2. 搅拌均匀。

3. 涂抹于皮肤，静待 15 ～ 20 分钟。

4. 用清水洗净。

方法三（具有祛痘印和抗皱纹的双重功效）

1. 珍珠粉 0.5 克，新鲜芦荟（捣碎）。

2. 混合均匀。

3. 敷于面部 30 分钟。

4. 用清水洗净。

方法四 (具有抗皱和祛除粉刺的双重功效)

1. 黄瓜磨碎。

2. 加苹果醋混合。

3. 敷于面部，静待 30 分钟。

4. 用温水洗净。

盈润秀发

皮肤不是体表唯一的健康信号，丰盈而弹性十足的秀发不仅引人注目，还能抵挡阳光直射，也是体内状况的外在表现。中医用各种食疗来滋养头发。

● 肾主黑色，其华在发，故脱发患者可食用芝麻、蘑菇等黑色食物。

外用中医方剂可改善出油及相关的脱发问题，治疗所用的树叶外形极像柏树叶*。

1. 取新鲜的野生侧柏叶备用。

2. 用纱布包裹侧柏叶。

3. 取 60 克侧柏叶加入 2000 毫升水中（视情况调整剂量）。

4. 煮沸，直至汤汁澄澈。

5. 用药汤洗头，然后清水彻底冲洗，不要用洗发水。

*侧柏叶和柏树叶十分相似，都属于常绿针叶树，小枝扁平，其上小叶状若鳞片，但两者的药用价值截然不同。柏树叶4枚轮生，枝条为圆柱形，有韧性；侧柏叶交互对生，背部有凸起的腺点。

针灸养颜

针灸养颜安全、自然、有效，可缓解衰老带来的气血凝滞，有效改善皮肤下垂、皱纹等问题。在经络的关键能量点施针，施针量取决于个人的健康状况及治疗区域的大小。尽管单次治疗也可能达到立竿见影的效果，但仍需继续进行多达 10 次的治疗（5～6 周），才能起到持久的疗效。经过针灸，你的皮肤将更加年轻，感觉神清气爽，而且不必担心有害物质进入体内，也不用害怕手术风险。最重要的是，针灸还能改善整体健康，让你睡得更香，消化更好，心神宁静，焕发活力。

累瘫了？来补充能量吧

○　○　○

问题：疲劳

关键脏腑：脾和肾

中西医结合目标：能量满满，生活多彩

　　我们的生活节奏总是很快。有时候，你想要搞定一切，处理好工作、家庭的所有待办事项，再去刷一下朋友圈里的高谈阔论，了解下社会热点，但往往心有余而力不足。无需讶异，其实很多人的情况更加严重，他们累得只想躺下来（加上一场疫情，你的恢复力和意志力都经受了严峻的考验，常常会有一种羊入虎口无力挣脱的感觉）。

　　若把疲劳看作医学术语，我们很难从临床上给出具体的解释，因为疲劳的原因和治疗都不是唯一的。但放到实践中，我们就很容易弄明白了。疲惫时，你会感觉身体疼痛，没有动力起床干活，最后什么也不想做。

　　疲劳问题的严重性是显而易见的，无需夸大它的影响。我们没法把自己变成一辆汽车，插上钥匙就能发动，想加速就踩油门，要停下就踩刹车，转动钥匙熄火之后就能放松下来。身体的运作不同于汽车，它更像管弦乐队，激素和其他化学物质负责弹奏各种乐器，共同演绎身体能量的协奏曲。

　　不少人的身体协奏曲走调了，不知道怎样才能重新找到和声，总依赖外力来获取能量（比如所谓的"咖啡续命"）。

　　适当摄入咖啡因或其他提神的东西没什么大问题。关键是，怎样才能增强身体活力，改善身体状况，而不是依赖放了4份浓缩咖啡的拿铁？

缓解疲劳并非易事，而且情况错综复杂。不过正因如此，中医可以提供非常有效的治疗方法。先进的科技如潮水般涌入生活，使得我们把疲劳当成现代生活的产物，但实际上疲劳是人类与生俱来的。千百年来中医不断探索治疗疲劳的方法和途径，所以要是通过西医仍然无法找到疲乏的根源，让你重新振作起来的话，那么另辟蹊径也未尝不可。

毕竟，积极向上的生活是快乐的源泉。

如果总是没什么精力，你就很可能养成不健康的习惯（啃个甜甜圈来让心情大好），或者不再坚持健康的习惯（都没力气系鞋带了，还锻炼啥呢）。

可是，一旦情况反转，感觉舒畅，满血复活，有用不完的力气时，健康的能量就像多米诺骨牌不断产生。你就能吃得好、睡得香、多运动，感觉渐入佳境。所以，要想全面地了解疲劳，就要知道精力不够用或许挺让人懈气的，但并非疑难杂症，可以采取一些方法慢慢改善，从而享受惬意的人生。

紧绷到疲惫
疲劳里的生物学

过去，针对疲乏的方法简单粗暴，无非是补充睡眠。这些年来，我们逐渐认识到疲乏的原因并不简单，而是复杂至极，有数不清的原因使你活得如同"行尸走肉"，很难查明每个人的疲劳问题是由什么因素诱发的，任何一件事情（一系列事情）都有可能让你筋疲力尽（这里主要讨论的是慢性疲乏状态，而不是偶感疲惫的情况）。

许多人会在医生的建议下尝试各种药物，改变生活方式，试图找到适合的自己能够激发活力的特别处方，结果往往无济于事，令人抓狂。通过一些诊断方法，我们可以对身体情况略知一二，比如验血能看出激素水平异常或含铁量低，却无法帮助我们认清全部真相。

从生物学的角度来看，能量来自于人体细胞的线粒体。线粒体相当于细胞的能量工厂，为细胞运作提供能量，从而维持人体活动。我们在日常生活中很少会想到线粒体（比方说要补充线粒体），但有些疲劳可能与线粒体功能失常有关。胰岛素抵抗等内分泌异常问题经常导致线粒体关闭或能量供给线被切断，而线粒体功能衰退会影响人体的活力。

总而言之，我们发现了疲劳会侵扰体内系统和细胞，扰乱睡眠或妨碍某些影响能量水平的细胞发挥正常功能。

生活方式：有证据表明许多因素影响着人体的细胞和组织吸收所需的能量，保持高效有效运行。这些因素可以分为四大类。

- **营养**：血糖水平直接影响身体的感觉。单吃含糖量较高的碳水化合物会让血糖迅速升高，然后急速下降，那么我们一天的能量水平就如同坐了趟过山车。高糖高脂饮食也容易造成线粒体应激。均衡饮食，摄入优质的脂肪、碳水和蛋白质，而不要放纵自己摄入大量的糖分，才能让能量稳定地产生、慢慢地消耗。

- **运动**：通过定期锻炼等方式保持身体活力，强化肌肉，改善心血管等系统，提高身体能量。久坐不动则会降低新陈代谢的速度和效率，使人更加疲倦。

- **睡眠**：无需多言，如果缺少睡眠，身体就无法得到补给和修复，整个人就会非常疲惫。睡眠不足会妨碍细胞和器官的自然恢复，使其无法调整到最佳状态。

- **心理情绪**：压力、焦虑、抑郁等有伤大脑的情绪也会影响巩固能量的激素水平。

基础疾病：以上所说看起来都很简单。吃得好、睡得香、多运动，身体就倍儿棒！但要做到这些恐怕就不那么容易了。身体上的其他状况也会影响你的感受，决定你能否坚持那些健康的习惯。

美国梅奥医学中心列出了20多种可能导致疲劳的基础疾病，其中不乏肥胖、糖尿病、贫血、甲状腺疾病和心脏病等常见疾病，以及脑震荡和炎症性肠病等具体问题。这还没有将衰老引起的激素自然变化及近来被发现的不明感染考虑在内。也难怪，要找出疲劳的根源绝非易事。

我们可借助各种工具来辅助诊断。例如，医生通常会检查甲状腺、铁、维生素 B_{12} 等关键标志物，来确认是否适合开出补充剂或其他药物。

你看，这是不是有点像侦破医学案件？的确，大多数情况都很难得到答案，也很难把疲劳看成需要通过检查手段来确定的综合性问题。真正的答案可能不是唯一的，你要把这些线索拼凑起来，或许在需要时能立刻唤醒你身体的小马达。

改善疲劳的西医方法

多数情况下，西医无法确定疲劳的具体原因，而是把所有疲劳的情形归纳为慢性疲劳综合征。针对此类病症，目前西医还没有经过验证或行之有效的治疗方案。

补品与药物：医生通常建议服用含有 B 族维生素或铁元素之类的补品来补充能量。甲状腺药物有助于调节影响能量水平的甲状腺激素。如果你出现抑郁、疼痛或糖尿病等与疲劳有关的病症，那么解决这些问题能有效缓解疲劳。医生还可能会检测是否有不明微生物感染。

激素：全面了解所有激素的水平十分重要，特别是雌激素、孕酮和睾丸激素。有些专家建议服用生物同质激素。

生活方式：想要让身体放松下来得到有效的休息，并且一整天都拥有足够的能量，关键在于良好的饮食、运动和睡眠习惯。中医大夫也会建议清淡饮食，多吃健康的东西，身体才能始终保持能量。

🏵 中医方法

1988 年以前，美国疾控中心并未将疲劳定义为一种疾病，而早在 2000 多年前，中医典籍已开始探讨疲劳这种疾病。中医认为疲劳与阴阳两虚、气血不足有关。中医在漫长的历史长河中积累了丰富的临床经验，由此形成系统完备的理论和疗法。中医强调阴阳调和，能在西医难以察觉的健康问题上更为系统、敏锐，因而能更好地治疗疲劳。

疲劳的主要证候和症状如下。

- 脾气不足：食欲不振，轻微腹胀，大便不成形。
- 肺气不足：声音低微，不爱讲话，长期干咳，自汗，易患感冒。
- 肾阳不足：畏寒，喜热饮食，腰腿酸软，尿频，性欲减退。
- 心血不足：心悸，面色无华，失眠，头晕，视物模糊，四肢麻木，月经不调。
- 肝气郁结：胃痛，视物模糊，眼干，抽搐。

上述证型中都带有"不足"或"郁结"这些词语，可见疲劳与其他疾病类似，也是由于阴阳失调。换言之，疲劳打乱了全身的平衡，所以需要从整体入手才能恢复平衡。不过，中医的妙处就在于医生会查探各个方面，找到药方中需要重点针对的脏器。脏器在中西医里是两个完全不同的概念。记得不？让我们回忆下前文讲到的中医脏腑及中医核心思维方式辨证，想想医生如何通过"古老的中医密码"进行分析。

医生先找出与疲劳关联的症状，再据此决定治疗方案。与疲劳相关的症状表现在发色变化、骨痛、性欲降低、耳鸣或听力问题等。医生判断出证候，就意味着他们知道问题出在哪、为什么会出现阴阳失衡，从而开出最合适的药方。即便如此，解决所有疲劳的关键还是在于理气和调节阴阳。

◈ 中医小妙招

在调理身体方面，中医有着别具一格的方法，通过特定的方剂来补阳滋阴、益气养血，在实践中根据累及的脏腑及患者的其他状况开出不同的药方。此外，针灸、推拿、气功等疗法也可用于缓解疲劳。

1. 食补解乏（表 18）

表 18　改善疲劳的食物

食物	用法与功效
小米、红薯、山药、豆类、南瓜、陈皮、黄芪	这些食物可以调理脾虚，有助于缓解疲劳。可以用这些食物做菜或佐餐
人参	参类因其补中益气之功效而广为人知。不同种类的参具有不同的功效，比如人参可温补，能缓解身体发冷、气喘等症状，因而适合治疗疲劳
枸杞子	滋阴补血，补益精气，生津，滋养肝阴肾阴

2. 自我按摩，焕发活力（表 19）

表 19　改善疲劳的穴位

部位	穴位	中医理论	手法	定位
左手拇指、食指伸开，露出虎口，右手拇指横纹放于虎口边缘时的指尖处	合谷	理气	用右手大拇指揉合谷穴2～3分钟，直至发酸。左右交换，重复按摩	
头顶	百会	安神益智，调畅气机	按摩该区域5分钟，每日重复数次	

中医治疗指南

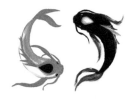

扫码获取数字资源

动起来

肌肉骨骼疼痛指南

○　○　○

提到疼痛时，中医学的首要原则是"痛则不通"（即"痹"）。大多数骨关节疼痛都可以归于中医学理念中一个明确的病症——痹症。这种疾病的病原主要有三种：风、寒、湿，其中的主要病原可能因情况而异。湿寒会阻滞气血运行，风则使疼痛在体内来回移动或启停。

在中医学中，肌肉骨骼组织与器官之间有组织性的关联。例如，肝"主"筋，脾"主"肌，肾"主"骨。这里的"主"是指提供营养和对抗病原侵袭的保护。

常见养护方法如下。

- 远离寒冷潮湿的地方。
- 使用加热垫祛寒。
- 以食为药。肉桂粉、姜黄粉和生姜能起到暖身作用，豆芽、红豆、豆腐、绿豆、薏苡仁、冬瓜对祛湿有帮助。

❀ 腰痛

腰痛是全世界各国人民的困扰。腰痛会随着年龄的增长出现，多发于三四十岁的人群。如果出现肌肉劳损和其他损伤椎间盘突出症（坐骨神经痛）、关节炎和肌腱炎等炎症及其他类型的疼痛，一般会选择理疗、药物，甚至外科手术来治疗。

腰部的软组织容易受到拉伸和挤压，从而导致损伤和退化；不恰当的姿势或长期用力会导致下背部软组织慢性劳损；外力可引起脊柱小关节周围韧带撕裂、关节损伤、椎间盘脱臼或突出。此外，肾脏病变和女性骨盆疼痛也往往会辐射到腰部，继而引起腰痛。

在中医的思考中，腰痛通常源于肾虚，包括肾阴虚（临床表现如咽干、失眠）和肾阳虚（临床表现如手脚冰冷）。如受风、寒、湿侵袭，肾虚的情况则会更加复杂。

◈ **自我按摩**

- **按摩肾俞**：这种调理方法能够促进排毒（驱除病邪）。

  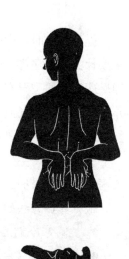

  1. 找到水平于肚脐高度的脊椎骨位置，向两侧移动两个手指的宽度，即肾俞穴所在。
  2. 双手快速搓掌加热。
  3. 双手上下搓肾俞穴。
  4. 每天至少按摩 1 ~ 2 次，每次 3 ~ 5 分钟。

- **按摩涌泉**：对增强肾阴十分有效。
  1. 双脚在温水中浸泡几分钟。
  2. 双腿盘坐，脚掌朝上。
  3. 找到位于脚掌中央的涌泉穴。
  4. 用拇指顺着脚掌纵向按揉 100 次。

◈ **中草药和食物疗法**

中医会采用不同的食物来减轻腰痛。以下列出了一些针对不同肾虚的有效食材，欢迎去我们的食谱章节找找相应的食谱。

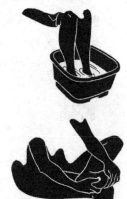

肾阳虚：选用核桃、肉桂粉、辣椒粉和韭菜籽。

肾阴虚：考虑苦瓜、银耳、百合、枸杞子和桑椹。

❀ 颈肩疼痛

随着电脑和智能手机的广泛使用，颈部和肩部疼痛问题也日益严重。问题是，除了令人难以忍受的痛感，肩颈疼痛还可能导致其他问题，如头晕、头痛等症状。颈肩疼痛的可能原因包括间盘突出引起的肌肉劳损和神经压迫，还有可能是来源于关节炎、肌腱炎、创伤等炎症。

中医学认为其根本原因是痹证，通常与肝、肾、气、血虚弱有关。

◇ 自我按摩

- 风池按摩
1. 用拇指用力按压颅底下方两侧的凹陷区域。
2. 闭上眼睛，慢慢把头往后仰。
3. 深呼吸，从颅骨下方向上按压 1～2 分钟。

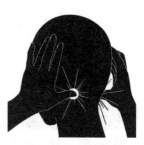

- 肩颈按摩
1. 确定颈部最突出的脊椎骨与肩部边缘之间的中点。
2. 抓住并松开，每侧 20～30 次。

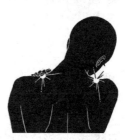

◇ 中草药和食物疗法

中医会采用不同的食物来治疗颈肩疼痛。胡萝卜、芹菜和苹果汁可以滋养与疼痛相关联的器官和组织，强化肌肉和筋骨。常见的厨房调味品，如姜黄、肉桂、茴香和辣椒粉也有抗炎和镇痛的功效。欢迎去本书的食谱章节找找相应的食谱，其中还有我们最为推荐的一道镇痛佳品——葛根刺五加粥的做法。

关节疼痛、关节炎

关节疼痛是关节炎的主要症状。不同类型的关节炎，如骨关节炎、风湿性关节炎、类风湿性关节炎等，会对关节产生不同的影响。考虑到形式和严重程度，可采用消炎药物和关节置换手术等治疗方法。在中医学里，关节炎也是痹证的主要表现。风湿性关节炎的字面中就有"风湿"二字。

自我按摩

● 按摩膝盖：针对膝关节炎，可以按摩特定的穴位（见表 20）缓解疼痛。每次 2～3 分钟。

表 20　改善膝关节炎的穴位

施力点	位置	定位
梁丘	伸展膝盖时，凸出肌肉旁的凹陷处	
双膝眼	坐位屈膝 90 度，将双手放在膝盖上，分别用拇指和食指寻找每只膝盖两侧的凹陷处（每只膝盖上有两个穴位点）	

续表

施力点	位置	定位
血海	坐在椅子上伸直双腿，膝盖内侧会有凹陷，找到凹陷上方隆起的肌肉，肌肉的顶端是血海穴	

◇ 中草药和食物疗法

中医会采用不同的食物治疗颈关节疼痛和关节炎。薏苡仁、肉桂和姜黄粉具有镇痛功效，是常用的食疗食材。欢迎去本书的食谱章节找找相应的食谱，其中还有我们最喜欢的粥品配方——薏苡仁赤小豆粥和桂皮粥。

❀ 痛风

痛风是一种特殊的关节炎，由尿酸代谢紊乱引起，从而导致尿酸盐在血液和组织中积聚。痛风常导致下肢关节反复发炎，最常见于大脚趾与足底连接处的关节两侧。

中医将痛风归因于湿和痰。热往往是诱因，尤其容易引起急性发病。

◇ 中草药和食物疗法

中医会采用不同的食物治疗不同阶段的痛风。在本书的食谱章节，找找这些倍受欢迎的食谱及其他应对突发病情有效的食材，看看它们可以怎样搭配。

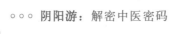
- 慢性期：红豆丝瓜络汤。
- 急性期：木瓜忍冬藤汤。

❀ 肌肉疼痛（纤维肌痛综合征）

慢性肌肉疼痛通常来自纤维肌痛综合征。确切病因目前尚不清楚，西医也未能找到针对该复杂病症的有效疗法，只能暂时缓解症状。一般症状为长时间的肌肉钝痛，常伴有肠易激综合征、焦虑、抑郁和疲劳。

中医认为这种病症属于痹证的一种，有时会伴有痰结血瘀，故导致长时间疼痛。

◇ 运动疗法

- 气功：每天练习 15 分钟可减轻肌肉疼痛。

1. 在安静的房间里坐下或躺下。

2. 把注意力集中在肚脐下 4 指宽处的关元穴上。

3. 吸气，保持，然后慢慢呼气。

4. 重复这种吸气和呼气模式，确保每次呼吸都是深长且缓慢的。

源头？就在头部

头部相关疾病

○　○　○

　　头部是身体的"中央指挥部"。头部疾病非常复杂，里面可能涉及很多东西——从普通的疼痛到更严重的问题和后果。头部问题利害攸关，不容轻视。

　　头部这么重要，不仅在于它是大脑的大本营，也是因为每条经络均取道于此，也就是说身体的每个部位和每项功能都有头部的支持。身体的任何部位都不是孤立的，几乎每种病症都和头部有关系。这就是为什么耳穴压豆疗法可以用于治疗全身各处的病症，而只要看一眼面部情况，中医就可以了解患者体内器官的情况。

　　除了经络之外，按照中医的说法，头部也是内脏器官的"世博会"，眼、舌、口、鼻、耳为"五脏开窍"。每一窍都是一个对应内脏的窗口，中医可以通过它了解你的器官状况——眼为肝，舌为心，口为脾，鼻为肺，耳为肾。这就是为什么假如嗡嗡的耳鸣闹得你不得安宁，中医会给你一个补肾的处方。

头痛

　　从西医经验来看，头痛是很难解决的病痛，寻找源头的过程简直是没完没了。中医也一样，可能有外因，如风、冷、湿、热，也可能有内因（见表21）。以下是中医治疗头痛的常见方法。

表 21   中医学中头痛的病因

中医理论	症状	病因
肝火旺盛（扰乱大脑功能）	头痛，口中有苦味，舌苔发黄，伴有头晕、烦躁、易怒、情绪波动或肋骨疼痛，持续时间越长，症状越严重	工作负荷过大带来的压力，生活方式不佳，比如酗酒、抽烟、睡眠不足或熬夜
气血两虚（大脑缺乏营养）	头部隐痛，乏力，面色苍白，舌白而大	营养缺乏，工作负担过重，睡眠不足
血瘀（头痛发病前可能受过伤）	头部的同一区域反复出现顽固、剧烈的疼痛，有头部外伤史，舌深红色	受伤，缺乏锻炼，心血管疾病
肾气虚弱（大脑缺乏肾气支持）	头部空虚感，头晕，腰痛，双腿无力，舌红无苔	性放纵，情绪过度（恐惧、焦虑等），慢性病，衰老
潮湿	头痛且重，口或喉黏液或痰多，头晕，舌苔厚白	甜食过量，油腻或寒凉食物，脾虚

◇ **自我按摩**

- 风池按摩：用拇指用力按压颅底下方两侧的凹陷区域。闭上眼睛，慢慢把头往后仰，从颅骨下面向上按压 1～2 分钟，深呼吸。

- 太阳穴按摩：将一滴薰衣草油涂抹到两个太阳穴以减轻疼痛。如有眼周疼痛，将薰衣草油抹在眉毛附近，按揉两分钟。

- 合谷按摩：将右手拇指的一半放在左
  手拇指和食指连接的虎口处，右手
  拇指的横向褶皱放在虎口边缘，按揉
  2～3分钟，双手交替。

- 全头按摩

1. 双手快速搓掌加热。

2. 从头顶开始轻轻按摩整个头部。

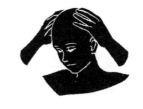

3. 下移按摩两侧。

4. 向前按摩你的前额、眼睛、脸颊和下巴。

5. 移动到你的后脑勺，在颅底结束。

6. 重复20次，逐步加力。

- 头顶部按摩

1. 手指在头顶施加压力。

2. 重复20～30次，逐步加力。

◇ 水疗法

- 热水浴：睡前洗个热水澡放松，能缓解疼痛，有助于改善睡眠。

- 热水泡脚：同样在睡觉前，在没过脚踝上方至少4指处的热水
  中浸泡双脚，持续30～40分钟，不断补充热水保持温度。整
  体效果和热水浴相同。

◇ 冥想疗法

- 气功：每天练习30分钟可缓解头痛。每日冥想不仅能够放松大
  脑并减轻疼痛，还能防止头痛复发。至第70页了解更多关于气
  功的知识。

1. 在安静的房间里坐下或躺下。

2. 把注意力集中在肚脐下4指宽的关元穴上。

3. 吸气，屏息，然后慢慢呼气。

4. 重复这种呼吸模式，确保每次呼吸均深且缓。

◇ **中草药和食物疗法**

中医会采用不同的食物缓解头痛症状和疼痛，详见附录中的莲子红枣黄芪粥食谱。针对头痛缓解，以下还有一些其他我们推荐的食谱、食材和茶。

- 山药枸杞粥：对所有类型的头痛都可能有好处。
- 天麻：缓解因潮湿引起的头痛。
- 洋甘菊茶：使头脑平静。
- 薄荷茶：清肝火。
- 缬草茶：改善睡眠，缓解疼痛和紧张。

粥品做法见食谱一章。

中医缓解宿醉法

肚脐按摩：手掌放在肚脐上，顺时针方向按揉 36 圈，再逆时针方向按揉 36 圈，可缓解常见的宿醉症状。

耳垂按摩：按摩两个耳垂。

甜甜的提神饮料：试试西瓜汁、甘蔗汁、鲜橙汁、梨汁，或者干脆喝蜂蜜水来补充水分。

姜茶：姜茶是抑制恶心和呕吐的极佳方法。切几片刚去皮的姜，加入 1000 毫升水，熬煮 5 ～ 10 分钟。榨入橙子一个，柠檬半个，再放入 100 毫升蜂蜜。这个美味的调和茶可以稳定血糖水平，快速解酒。

❖ 颞下颌关节紊乱（下颌疼痛）

下颌疼痛通常是因为颧骨和下颌骨之间的关节功能发生障碍。常见症状包括疼痛、肿胀、下颌活动障碍或关节弹响。中医学认为其病理是系统性的（因为气在浅表经络流动或血液循环），源自风、寒、湿等入侵。

◇ 自我按摩

● 太阳穴和下颌按摩：有效的区域有两个，一是耳上至太阳穴，二是耳垂前约3厘米处。

1. 将手指放在上述两个区域之一，然后张合嘴巴。

2. 在合上嘴巴的时候，轻轻咬合牙齿。

3. 当肌肉收缩和放松时，你会感觉到肌肉跳动。

4. 用拇指、食指和中指在上述部位轻轻地打圈按摩。

5. 每个穴位按摩1～2分钟，放松关节周围紧张的肌肉。

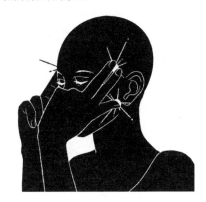

❀ 耳鸣、听力损伤

耳鸣和听力损伤指由各类疾病引起的听觉障碍，以耳中出现蝉鸣或海潮声等鸣响为特征，有可能标志着听力丧失的开始。

中医认为"肾开窍于耳"，耳鸣是肾虚的典型症状，我们在"性欲低下"一章中对这一证候进行过深入讨论。肾精虚亏作为其病因的原理，往往是源于复杂的病邪入侵（风、火、湿），阻碍气在连接肾和耳的经络间运行，从而进一步加剧耳鸣和听力损失的症状。

◇ 自我按摩

反复刺激耳部反射区和穴位，可以疏通经络，改善血液循环。

● 拉揉耳朵

用双手拇指和食指捏住双耳耳廓最高处，即耳尖部位，向上拉拽再

放手。重复 3～5 次，力度以不产
生痛感为宜。

随后，用双手手掌按揉耳部 30
次，再用同样的方法按揉耳后 30 次。

● 鸣天鼓

双手贴在耳朵上，将手掌紧紧
盖住耳洞，用拇指和小指稳住手部
保持这一姿势。双手的另外三个手
指轻拍后脑勺的枕骨，在耳朵里发
出"咚咚"如鼓声的声响。这 3 个
手指对应着 3 个穴位——脑户、风
府和哑门。

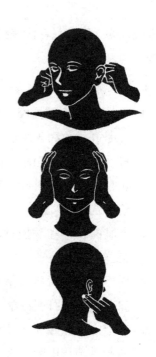

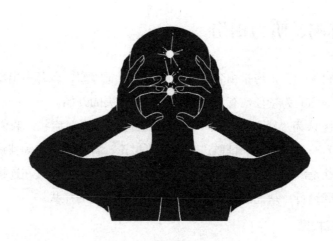

◎ 中草药和食物疗法（表 22）

表 22 改善听力的食疗方

证候	症状	配方
肝火旺盛	突发性耳聋，耳鸣，头痛，头晕，脸红，口干，易怒，便秘，尿黄	苹果苦瓜汁：清热泻火，润肠通便 食材：1 个苦瓜，1 个苹果，适量柠檬汁，蜂蜜 10 克（苦瓜、苹果、柠檬最好是常温，不要是刚刚从冰箱中取出的） 做法 1.将苦瓜洗净，去皮，切块。把苹果洗干净，切成块 2.将苦瓜和苹果一起放入搅拌机，加入冷水，搅拌成汁 3.倒入杯中，加入柠檬汁和蜂蜜，搅拌均匀
脾虚	长期耳塞不愈，耳鸣，低频听力下降，听力减退，腹胀，食欲减退，乏力，大便稀	黄芪粥：益气健脾 食材：黄芪 30 克，糯米 80 克 做法：将黄芪煮 30～50 分钟，撇除残渣，加糯米煮粥。趁热食用
肾精亏虚	耳鸣（微小蝉声），耳聋逐渐加重，夜间睡眠较多，头晕心痛，腰膝酸痛	枸杞甘菊茶：滋补肝肾，清虚火 食材：枸杞子 10 克，洋甘菊 15 克 做法：将原料放入保温瓶中，加入 400 毫升开水，炖 30 分钟，放凉后食用
气滞血瘀	久病、耳鸣、耳聋，伴头晕头痛、易怒	山楂黄芪汤：加速体内废物排除、益气、活血 食材：山楂 40 克，黄芪 10 克，红糖适量 做法：山楂打碎，放入黄芪加水煎煮，趁热饮用

面子问题

主要皮肤疾病

○ ○ ○

中医学认为，皮肤是保护人体内脏的第一道屏障。皮肤、指甲和头发都是由内脏滋养的（详见"美容之道"一章），内部器官和外部组织通过经络、血液和体液连接。因此，中医在护肤中采取整体的方法，让美"由内而外"。身体的任何问题，包括美容问题，根本上都源于脏腑和气血。

❀ 湿疹

湿疹是一种由皮肤发炎引起的常见皮肤疾病，症状包括皮肤发红、瘙痒和水泡性病变，慢性湿疹可导致皮肤鳞屑、结痂或硬化，中医称之为"湿疮"。湿疹的常见病因有两种：脾虚导致内湿，以及风、湿、热等外感病邪的入侵。风致急性发作，热致炎症，湿致水疱。

◇ 自我按摩

- 面部按摩：早晚用维生素E乳液和（或）芦荟凝胶按摩面部，油性皮肤可用苹果醋。
- 自然清洁：一定要用天然肥皂清洁皮肤。避免使用含有洗涤剂的肥皂来清洁毛孔，避免刺激。

◇ 中草药和食物疗法

中医会采用不同的食物治疗湿疹。推荐以下食材，注意避免可能会带来风和热的食物，如海鲜和辛辣食物，还要避免过度饮食伤害脾脏。

- 黄芪：健脾益气的头号草药。
- 莲子、薏苡仁：药食一体，健脾。
- 绿豆、金银花、马齿苋、蒲公英：通常用于治疗湿疹，可清热解毒（驱除病邪）。这些草药也是美味食材，安全有效，可长期食用。

❀ 痤疮

痤疮是一种常见于青春期的皮肤病。如果护肤不当，可能会从青春期开始一直持续到成年后。严重的痤疮既有碍观瞻又会产生疼痛，从而导致生理和心理上的不良后果。痤疮的出现一般反映了激素失衡和营养不良，同时还与压力有关。

中医认为，热是痤疮的主要病因之一。青春期是阳气的高峰期，强健的阳气如果没有阴加以平衡，就会导致热，所以痤疮是青少年的一大烦恼。面部是"阳气汇聚之地"，这就解释了为什么粉刺往往在面部表现得最多。

◉ 中草药和食物疗法

治疗痤疮发作和疼痛最常用的草药包括蒲公英、桑叶、竹叶和绿豆。中医还会采用不同的食物治疗痤疮，食谱部分列举了一些广受欢迎的粥类食谱，非常适合受粉刺困扰的人食用，还有很多其他可以有效阻止粉刺爆发的食谱。尝尝这些搭配及下方的推荐，避免辛辣（辛辣食物性热）。

- 绿豆：众所周知具有清热功效，常烹煮做汤。
- 蜂王浆、蜂花粉、玛咖：适合情绪波动和月经不调的痤疮患者。这几种食物均可以有效地重新平衡激素水平，增加身体对感染的抵抗力，减轻压力。

◈ 局部治疗

● 胡萝卜面膜：**治疗痤疮。**

1. 胡萝卜煮熟，压成泥状。

2. 冷却至温热。

3. 将有机全脂牛奶拌入胡萝卜泥，调和至适宜的稠度。

4. 拌入一个搅开的蛋黄。

5. 在脸上薄涂一层。

6. 用纯净水彻底冲洗。

● 生蜂蜜、蒲公英茶、金盏花根擦拭：**适宜面部瑕疵处。**

1. 选择上述一种原料，涂抹在新鲜西瓜皮（白皮部分）上。

2. 将附有原料的瓜皮在面部按摩。

3. 用纯净水彻底冲洗。

● 黄瓜疗法

1. 把黄瓜片敷在脸上患处。

2. 放置 30 分钟。

3. 用纯净水冲洗。

4. 将椰子油涂在脸上作为护肤的最后一步。

❖ 银屑病

银屑病是一种常见的顽固性慢性皮肤病，而且该病症易复发。中医认为银屑病主要有三种病机。

血热证：鲜红色病变，皮疹迅速增多。

血燥证：干鳞及淡红色病变。

血瘀证：暗红色，病变增厚。通常因其他因素，如湿、风、阴虚、阳虚或血虚，导致病理更为复杂。

◎ 中草药和食物疗法

中医会采用不同的食物治疗银屑病。食谱部分列举了一些广受欢迎的食谱，非常适合受银屑病困扰的人食用，还有很多其他可以有效减轻病变的食谱。下面列出的食物是围绕 3 种证型的针对性推荐。

- 凉血功效：生地、丹皮、玄参等。
- 养血功效：当归、生地等。
- 增强血液动力：丹参、忍冬藤等。

◎ 局部治疗

- 草药浴：舒缓的温水通过你身体最大的器官——皮肤注入草药的力量。

1. 楮桃叶 250 克和侧柏叶 250 克放入 5000 毫升水中。

2. 熬煮 20 分钟。

3. 冷却至温度适宜。

4. 滤出药草，加到洗澡水中。

5. 每周 2 ～ 3 次。

6. 上述配方适用于各种类型的皮肤问题，但在病情急性期谨慎使用。

- 草药膏和药糊：在可可脂、羊毛脂或油中加热的草药混合物，作为治疗银屑病的外用药。参考上文中草药和食物疗法中提到的材料，混合如生地、丹皮、玄参、丹参等草药，在可可脂、羊毛脂或油中加热，涂抹在皮肤上，作为银屑病的外治疗法。

你的每一次呼吸

呼吸系统疾病

○ ○ ○

常见的呼吸系统病症，如咳嗽、哮喘、咽痛，都归因于中医所说的肺脏。肺实质上是一个"分散和下降"的器官，控制呼吸和其他相关的功能，如出汗。

与大多数其他疾病的中医诊断一样，肺的问题主要有两类：虚（内在器官功能损伤）或实（外在病原入侵）。治疗和预防措施因症状和个体情况而异，但也有一些适合大多数人日常使用的简易方法。

按摩：该方法适用于大多数受肺虚和其他相关器官虚弱困扰的人，对儿童尤其有效。

- 健脾：在拇指的桡骨侧从指尖向手掌方向按抚100次。
- 补肺：在无名指的桡骨侧从指尖向手掌方向按抚100次。
- 补肾：在小指的桡骨侧从指尖向手掌方向按抚100次。

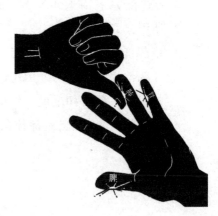

远离病原体：保持适当的室内温度和湿度。

保持室内空气新鲜：禁止吸烟。

保持好心情：尤其是肝火旺的患者。

饮食健康：避免食用生冷食物、过多的香料、甜食、油腻食物、油炸食品和酒精。

提供营养支持：建议补充维生素 C、锌和 Omega-3 脂肪酸。

❖ 咳嗽

咳嗽是在呼吸道有痰或异物（如食物）堆积时的反射性反应。它是呼吸道感染，如支气管炎、胸膜炎、肺炎的症状之一。中医对咳嗽有一套自己的理论。作为"下降"器官，肺将吸入的空气向下吸入气道（肺气就是这样运作的）。当肺气不安时，气流会以短暂但强烈的力量反向流动。

风是主要的外部病原，能够打破保护气的屏障（见感冒一章）而引起咳嗽。内部病原包括由不健康饮食、酒精或吸烟产生的湿热，湿生痰（痰多，咳嗽时有咔嗒声），热使肺干燥（咳嗽声尖）。

除了上述病原引起的咳嗽，肺虚也可能导致声音微弱的咳嗽，主要出现在傍晚或晚上。

◎ 中草药和食物疗法

中医用不同的食物来治疗咳嗽，最好的食物之一是萝卜。本书的食谱章节中有很多有效的菜谱，比如猪肉杏仁汤配方。

如果你容易咳嗽，避免过多的香料、糖果、高脂肪或油炸食物，以及生冷食物。以下是几种受欢迎的止咳食谱。

● 清蒸鲜梨：润肺止咳。

1. 新鲜梨去皮，切开，去核。

2. 加些冰糖。

3. 蒸至软化。

● 豆腐窝：清热润燥。

1. 用 500 克的豆腐做成碗状。

2. 添加红糖和白糖各 160 克。

3. 蒸 30 分钟。

坚果补品：**有助于治疗无痰、呼吸急促或喉咙干燥明显的慢性咳嗽。**

1. 花生 20 克，银杏 10 克，百合 10 克和北沙参 10 克放入水中。

2. 添加 3 克冰糖。

3. 熬煮至出汁，每日饮用汤汁 1 次。

❋ 哮喘

哮喘的主要特征是肺部空气不足，导致被迫张口呼吸，肩膀抬高，无法平躺，有气道阻塞、高反应性和炎症的症状。感冒也可能会引发哮喘，这也解释了为什么这一病症多见于秋冬季节。

中医认为，风这种外部病原是过敏性哮喘的罪魁祸首。风会传播病原，一阵阵风还能引起阵发哮喘。这里所指的风可以比作西医的过敏原，如灰尘、螨虫、花粉和动物皮屑。

◈ 中草药和食物疗法

中医会采用不同的食物治疗哮喘，最好的食物之一是鸭子。食谱章节有相关的有效食谱，比如姜鸭汤的做法。同时还可以查找以下针对哮喘备受大家喜爱的相关食谱。

- 蜂蜜姜汁：**缓解感冒后的哮喘。**
- 白萝卜胡椒汤：适用于抑郁、痰浓、痰多、难以咳出的人。
- 杏仁米茶：最适合内脏病变、食欲差、咳嗽痰白的患者。
- 甘菊桔梗雪梨汤：益气清热止咳。咳嗽、哮喘和黄痰患者的理想选择。

◎ **腹式呼吸**

1. 找到舒适的坐姿。

2. 一只手放在肚脐上方，另一只手放在胸部。

3. 放松，用鼻子深吸气，让腹部扩张，手放在胃部感受手部上升。

4. 噘唇呼气，类似于吹口哨。

5. 重复吸气和呼气 10 次。

❧ 喉咙痛

喉咙痛最常见的原因是病毒感染（咽炎），如普通感冒或流感。链球菌性喉炎（链球菌感染）相对少见，这是一种由细菌引起的咽喉疼痛。根据病情的长短，可分为急性或慢性。通常情况下，症状包括咽喉红肿、干燥和喉咙有异物感。

中医称喉咙痛为"喉痹"，急性喉痹多为实证（与风、热、湿有关），慢性喉痹多为实证伴有肺虚。无论症状持续多久，急慢性喉痹都会导致气滞或阻塞，从而导致疼痛。

◎ **自我按摩**

● 照海穴按摩：此穴位位于足部内侧脚踝的骨质隆起下方凹陷处。如果按压时你感到疼痛、麻木、肿胀，说明已经达到了改善肺气的效果。按压至轻微疼痛即可，持续 5～10 分钟。为增强清喉利咽的效果，也可用同样的方法按列缺穴、太溪穴、天突穴。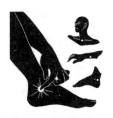

● 捏耳垂：用食指和拇指按压耳垂边缘，1～2 分钟。

◎ **中草药和食物疗法**

中医会采用不同的食物治疗喉咙痛。绿茶是缓解喉咙痛症状最好的茶原料之一，在食谱章节可以找到绿茶和其他咽喉滋养茶的食谱。

- 银花麦冬茶：驱除呼吸道内与喉咙痛相关的病原，或清除喉咙处的炎症。
- 薄荷茶：可以购买现成的茶包，用沸水冲泡。
- 罗汉果雪梨茶：适合肾阴虚者（症状为干咳或痰黏、口干，偶发失声）。

❖ 过敏性鼻炎

过敏性鼻炎是由鼻腔内壁的抗原抗体反应引起的，常见症状包括打喷嚏、流鼻涕、鼻塞、眼鼻发痒、流泪、频繁头痛等。如果只是花粉过敏，则称为季节性过敏性鼻炎或花粉热；如果抗原是灰尘、动物皮屑和真菌孢子，则称为常年性过敏性鼻炎。

中医认为过敏性鼻炎的根源是肺气虚或肾阳虚，这两个器官都有"降气"的功能。尽管如此，该病的急性期常为风寒（清鼻涕）或风热（浓黄色鼻涕，鼻周红肿）侵入肺部。

◉ 自我按摩

- 鼻腔按摩：

用手掌和手指快速揉搓来加热双手，用中指沿鼻子两侧上下按摩，然后按摩发际线边缘，至鼻根部，重复 30 次，每日 3 次。

◉ 中草药和食物疗法

中医会采用不同的食物治疗不同阶段的过敏性鼻炎。以下食谱分别治疗风寒型、风热型、肺肾阳虚型。

- 粳米鸡肉姜枣粥：风寒型过敏性鼻炎。
- 菊花桑叶粥：适用于风热型过敏性鼻炎。
- 核桃姜水：治疗肺肾阳虚型过敏性鼻炎。

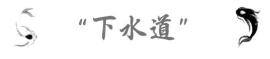

"下水道"

消化道问题

○　○　○

脾和胃统称为"出生后的生命基础"。这个基础出现问题可能带来各种麻烦，例如消化不良、胃灼热、痔疮、腹泻、便秘和腹痛。在肠胃不适一章中，我们详细讨论了这些症状及中医如何解释和治疗它们。

中医器官脾与胃是一对阴阳。脾脏控制食物的运输和转化，胃控制食物的接收和消化。脾脏就像一个"推进器"，而胃被比作一个"存储器"。你可能还记得，气的一个基本特征是运动。脾气上移，胃气下移，只有脾气上升和胃气下降同步，消化吸收才能正常。当它们不同步时，你会感到食欲减退、腹胀、胃反流、胃灼热，或者出现便秘或痔疮。

中医治疗的作用是重新平衡阴阳。其中包括调整环境、食物和生活方式，以及阴（脾）和阳（胃）平衡互动。以下是一些保护脾胃的常用妙法。

- 选择合适的食物：避免过多的高脂、油腻或辛辣的食物和冷饮。这些食物携带诸如湿、热、冷等病邪，可能会引发脾胃不适。
- 饮食适量：暴食是脾胃的头号杀手。当食物堆在胃里的时候，湿气就溜了进来，消化不良和腹胀也很快随之而来。
- 按时吃饭：脾胃发挥功能依赖于规律的饮食，所以健康的生活方式就是要按时吃饭。饥饿会导致营养不良、贫血和虚弱。
- 慎重服药：长期或过量使用止痛药会损伤胃的气血，引起胃不适，严重时甚至出血。

- 心态积极：抑郁和愤怒等情绪压力会损害肝脏，进而破坏脾胃气的运行（肝气瘀滞）。
- 认真咀嚼：嚼碎食物，缓慢吞咽，以便更好地消化。
- 按摩腹部：见"肠胃不适"一章（第 114 页）

胃灼热

胃灼热也被称为胃食管反流病。当食道底部周围的肌肉无法阻止胃酸反流时，就会发生这种情况。在压力过大、饱餐或处于睡眠状态时，易出现相关症状，包括打嗝和胸部反复出现烧灼感。服用抗酸剂可能会暂时缓解症状，但症状往往会反复出现、难以根除。反常的胃液流动一般代表着气的运行存在问题。

主要病因为脾胃气虚（食欲不振、乏力、大便稀、易寒），胃阴虚（进食可能会暂时缓解、口干咽干、大便干燥或便秘），痰湿重（超重、梨形身材、皮肤油腻、体味重），肝气犯胃（压力大、忧郁多疑、上腹部压痛、饱胀或不适）。

中草药和食物疗法

中医会采用不同的食物治疗胃灼热，最好能够在饮食中也避免特定食物。如果你容易出现胃灼热，远离咖啡、酒精、胡椒、甜食和油腻食物。欢迎到食谱章节找到有效缓解胃灼热的食谱，下面列举几例。

- 山药百合粥：滋补胃阴，促进体液，对气虚很有效果。
- 竹茹粳米粥：清热安胃，适合胃热者。
- 胡萝卜玫瑰红糖水：疏肝健胃，最适合肝气犯胃者。

消化不良

全球约有 20% 的人患有消化不良。饮食不健康、过度饮酒或碳酸饮料、焦虑、服用某些抗生素和止痛药都可能会导致吃饭过程中过早饱腹。消化不良的常见症状包括饭后饱腹不适、腹胀、食欲不振、打嗝、恶心和呕吐。

中医认为，脾胃问题是消化不良的罪魁祸首。消化不良是本书中反复提到的脾虚症状之一。脾虚可能有先天的原因，但更多的情况下，它源于饮食不健康，如暴饮暴食、吃得太快、喝冷饮，并过度食用带有湿气的高脂肪、油腻或辛辣食物。不适宜的食物也会引起消化不良，引起热（或火）损伤胃阴。

消化不良的另一个可能的元凶在肝（全身的"疏通器"）。肝气郁结通常与情绪紧张有关，可以理解为肝气郁结是通过脾胃气的不畅来显现的。

◈ 中草药和食物疗法

中医会采用不同的食物治疗消化不良，而另一些食物是最好能避免的。如果你容易消化不良，最好杜绝高脂肪食物和暴饮暴食。欢迎到本书的食谱章节查找有效的食谱应对消化不良。

- 干姜陈皮粉：温脾祛湿。
- 陈皮饮：益气健脾。

❀ 痔疮 ━━

手臂或腿部出现肿胀的血管（静脉曲张）是很容易被发现的，而当你的大便表面有血或出现肛门凸出时，你也会敏锐地意识到身体下面出现了同样的情况。医生将这种症状称为痔疮，常由长时间坐立、长距离负重和怀孕引起，常见症状包括大便或厕纸上出现鲜红血迹、肛门瘙痒、排便时不适或疼痛。

在中医学中，痔疮是由于局部病因（干、热、湿）加上脾虚（如果你记得，脾的功能是向上）引起的。痔疮根据最突出的症状可分为三大证型：①气滞血瘀：直肠内肿块脱垂，严重至肛缘嵌顿或血栓形成，水肿、疼痛、压痛。②湿热下传：局部肿痛、潮湿。③脾气虚沉：肛门下垂，乏力。

◇ 提肛运动：见第88页。

◇ 自我按摩

● 承山穴：

1. 收缩小腿肌肉，找到位于凹陷中心处的承山穴。

2. 仰卧，膝盖弯曲约90度。

3. 将右手拇指放在右承山，左手拇指放在左承山。

4. 垂直施力，按压并揉捏1分钟。

5. 每天重复3次。

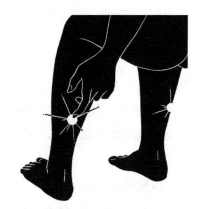

● 气海穴：

1. 肚脐以下两指（食指和中指）处的腹部中线处找到气海穴。

2. 仰卧，左手拇指放在气海上，右手拇指放在左手拇指上方施力。

3. 垂直稳定地施力，保持1分钟。

4. 同时收缩骨盆肌肉并保持3～5秒，然后放松。

5. 每天重复3次。

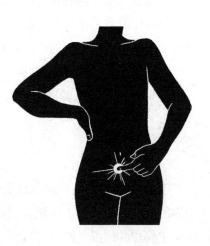

◇ 草药疗法

中医治疗痔疮的方法一般是清洗——坐浴。常见的浴药配方为五倍子30克，苦参20克，黄柏20克，山栀子20克，明矾30克。

1. 将上述药材混合，放入一个小布袋内。

2. 将小布袋放入锅中，加入 3000 毫升水，煮 15 分钟。

3. 将熬煮后的混合物（含药袋在内）倒入坐浴浴盆。

4. 温度适宜的时候进行坐浴。

5. 每日 1 次，每次 30 分钟。

◈ 中草药和食物疗法

中医会采用不同的食物治疗痔疮，而有些食物最好能避免。如果你易患痔疮，最好杜绝辛辣食物和暴饮暴食。欢迎到本书的食谱章节查找可以减轻症状的有效食谱。

● 香蕉菠菜粥：清热解毒，润肠通便。

● 槐花汤：凉血以止血祛热。

● 花茶：增强气血运动。选用金银花和菊花等草药，适用于气滞血瘀的患者。

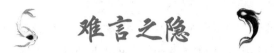

难言之隐

腰带以下的病症

○ ○ ○

从中医学的角度来看，泌尿生殖系统的病症往往归结为肾脏和膀胱的问题。肾是通过精（详见讲性欲低下那一章）来承载功能（肾气）的阴性器官。膀胱是与外界接触的阳性器官，是输送尿液的管道。肾的一个常见问题是失精，由此肾气不足。这种肾气不足不仅表现为性欲低下，还有其他各种症状：良性前列腺增生、腰痛、记忆力减退、脱发、骨质疏松等。其中很多病变都出现在一定年龄之后——年纪越大，问题就越严重。

✿ 前列腺增生

到了 60 岁，50% 的男性会出现前列腺增大的情况，这种情况也被称为良性前列腺增生。到 85 岁时，这个数字达到 90%。良性前列腺增生主要表现为尿频、尿急、排尿困难、尿流无力或断断续续、尿滴沥、夜间排尿增多。前列腺增生会阻塞尿流，引发烦人又尴尬的排尿问题。

在中医学中，这种情况属于"尿潴留"的范畴，除了肾和膀胱外，还涉及肺（回想一下，肺是一个"下降"的器官，不仅控制吸入，还控制排尿），以下是相关症状。

- 肾阳虚：面色苍白，呼吸短促，乏力，四肢冰凉，畏寒，阳痿。
- 肺气不散：阴茎疼痛，下腹胀满，气短，口渴，便秘。

● 膀胱湿热：尿呈黄棕色，尿道灼热、瘙痒、疼痛，下腹胀满或疼痛，也可伴有血尿、口干、便秘。

运动疗法

● 提肛运动：促进局部血液循环。

1. 坐、躺或站立姿势夹紧臀部和大腿。

2. 向上提起肛门，同时深吸气（如憋尿或憋便状）。

3. 屏吸 5 ～ 10 秒，然后呼气。

4. 放松全身。

5. 重复 20 ～ 30 次，每天 2 ～ 3 次。

● 会阴穴按摩：会阴穴是督脉、任脉、冲脉三条重要经络的交汇点。

1. 仰卧，双腿弯曲分开。

2. 用中指按顺时针方向按揉会阴（肛门和阴囊或大阴唇后联合的中点）50 次。

3. 逆时针方向重复按摩，用另一手中指揉会阴 50 次。

中草药和食物疗法

中医会采用不同的食物治疗前列腺增大的症状，欢迎到本书的食谱章节寻找有效的食谱。

● 冬瓜大米汤：清热利尿。

● 西洋参炖鸭：益气肾阴。

● 桂皮粥：温补肾阳，同时促进血液循环和排尿。

❀ 膀胱过度活动

膀胱过度活动会导致排尿增多、突然出现难以控制的排尿冲动及尿失禁。其起因为即便在膀胱内尿量很低的情况下，膀胱肌肉也会不自觉收缩。

中医认为这种情况涉及阴性器官（肾、脾和肺）的虚乏和阳性器官

（膀胱）中存在湿热。以下是主要证型的典型症状。

- 肾阳虚：排尿时间长、尿清、尿失禁、疲劳、易感冒、腰膝酸痛、双下肢无力。
- 脾肺气虚：疲劳、虚弱、咳嗽时尿失禁、哭泣、呼吸急促、不愿说话、食欲差、大便松弛、小腹胀气。
- 膀胱湿热：尿热、尿臭、尿频、尿滴沥、偶尔大小便失禁或尿涩疼痛。

运动疗法

- 提肛运动：
1. 站立或坐下，收缩腹部肌肉。
2. 用嘴慢慢呼气，同时将肛门向上提起。
3. 紧闭肛门，用力收缩小腹。
4. 屏住呼吸，保持肛门抬起 3 ～ 5 秒。
5. 慢慢放松腹部和肛门，全身放松。
6. 重复上述步骤 5 ～ 10 分钟。

中草药和食物疗法

中医用不同的食物来治疗膀胱过度活动，可以到食谱章节寻找有效的食谱，或尝试下面两种。

- 山药粥：温脾胃，益气，止尿。
- 豆芽汤：清热除湿。

阳痿

勃起功能障碍也被称为"阳痿"，是指反复出现无法勃起或坚持勃起以完成性活动。可能原因包括身体损伤、疾病、生活方式、切断神经的手术、药物和心理问题。

中医认为人体依赖于气使阴茎完全勃起，阳痿的主要病理脏腑是肾、肝和心。以下是主要鉴别证型。

- 肾阳虚：勃起需要运动，这是阳的特征。因此，勃起需要肾阳（也称为"命门之火"）衍生出的阳气。年老或过多的性活动会耗尽肾精和肾阳，并可能因此导致阳痿。

- 心气（血）虚：阴茎勃起需要心脏发挥两种作用。首先，心气需要下降到阴茎以促进勃起（气的运动）。如果情绪压力会导致受心支配的神（精神活动）紊乱，则会导致无法勃起。其次，心脏控制血液，阴茎需要充血完成勃起。

- 肝气郁结：肝脏的经络贯穿阴茎，因此肝十分重要。肝脏还储存了勃起所需的血液。如果压抑的愤怒和愧疚，则可能导致肝郁血瘀，血液因此不能到达阴茎，就会导致勃起功能障碍。

◇ **自我按摩**

- 腹股沟按摩：
1. 用双手拇指、食指、中指从腹外侧到阴茎根部对称按摩两侧腹股沟。
2. 按摩力度要轻柔、舒适、无痛。
3. 每侧重复动作 50 次。

- 睾丸按摩：
1. 用双手的食指和中指支撑同侧睾丸的下侧。
2. 用拇指按住并轻轻地摩擦两侧的睾丸，如同拨弄念珠。
3. 每个睾丸摩擦 150 ～ 200 次。

- 涌泉（固肾的常用穴位）按摩：
1. 用左手按摩右脚底中部涌泉穴 100 次。
2. 用右手按摩左脚底中部涌泉穴 100 次。
3. 每晚用热水进行足浴后进行效果最佳。

- 腰部按摩：
1. 将双手手掌放在背部的腰侧。

2.从上到下来回按摩约 2 分钟。

● 小腹按摩：

1.睡前，一只手放在肚脐下方的小腹处。

2.另一只手放在腰上。

3.按住腰部，同时用手从右到左慢慢摩擦小腹，会感觉腹部温热。

4.重复动作 100 次。

● 提肛运动：见第 98 页。

◈ 中草药和食物疗法

中医用不同的食物治疗阳痿。具有补肾益精、益气补阳功效的食物包括海参、牡蛎、鸡蛋、葡萄、柠檬、乌骨鸡、甲鱼、莲子、黑芝麻、黑豆、羊肾、核桃仁、板栗、菠萝、樱桃、韭菜、胡椒、生姜、葱、荔枝、虾、牛肉等。治疗阳痿最好的食物之一是羊肉，欢迎到本书的食谱章节找到使用上述食材的食谱，如姜椒羊肉汤，还有下方这个备受欢迎的应对阳痿的食谱。

● 羊肉虾米汤：补肾壮阳，用于老年肾虚阳痿。

女士们的烦恼

与妇科相关的问题

○ ○ ○

女性性激素——雌激素、黄体酮等是女性生殖生理学的核心。妇科问题，如月经不调、更年期、肿瘤，甚至生育问题，本质上都是激素紊乱。

在中医学中，生殖过程是由肾脏控制的，性激素的活动（及任何相关的问题）可以都归因于肾的气。

但这里还有另一个关键点，女性性激素活动是一个高度动态的过程。性激素每月都要经历上升和下降（月经周期），一生都在波动（从青春期到更年期）。在怀孕的时候，这些性激素的水平变化就像坐过山车一样。这样的动态变化肯定需要另一个中医器官——肝脏（"疏通器"）的保护。回想一下我们在前文中对这一中医理论中最为抽象的器官有怎样的描述：只要有动态变化的出现，无论是气的运动、血液流动，还是胃肠道中食物的运动，肝气都要发挥清理通道的作用。前面已经介绍过肝气郁结这个反复出现的术语，这种证候主要表现在肝气高强度活动的部位，因此这一情况也常出现于女性。

❀ 经前综合征和痛经

近三分之二的女性会在排卵期和经期开始之前的阶段出现经前综合征，这种情况很可能是由月经周期中的激素变化引起的。症状包括精神问题（喜怒无常、焦虑、抑郁），偏头痛，"欲求不满"，抽筋和水肿。

这种情况一般持续 2～3 天，甚至更久。痛经是指经前或经期出现的下腹或腰背疼痛，严重者伴有头晕、腰酸、恶心、出汗、四肢冰冷。多达 40%～50% 的女性饱受痛经困扰，约 10% 的年轻女性会在这段时间内出现严重症状，无法从事正常活动。

从中医的角度来看，痛经与经前综合征病因相似，只是经前综合征的临床表现更多。"痛则不通"，这里的主要问题是气滞血瘀。进一步细分可以看出潜在的病理，如肝气郁结（乳房压痛、胃痛、视力模糊、失眠、乏力、抑郁）、肝肾两虚（腰膝酸痛、乏力、头晕、耳鸣）、子宫受凉（热敷可止痛）。

◈ 中草药和食物疗法

根据中医营养标准，针对经前综合征和痛经应采用的饮食包括新鲜蔬菜、水果、全谷类、豆类、坚果、种子和深海鱼类。最重要的是，选用有机食物。以保证日常饮食的纯度和质量。由于经前综合征与激素相关，已有研究表明，补充营养能够帮助许多人迅速缓解症状。欢迎到本书的食谱章节寻找含有百合、莲子及红枣的食谱，还有很多其他可以有效缓解经前综合征的茶和粥的搭配。

- 葱白生姜水：这种热饮在中国经常用来治疗寒冷引起的痛经和胃痛。能立即缓解疼痛，消除轻微瘀滞。
- 玫瑰茶：玫瑰茶有芳香治愈的功效，可以放松身心、改善情绪，同时能缓解经前综合征和轻微的小腹疼痛。
- 莲子粥：行气血，补肾安神尤其有效。用料包括莲子 30 克，生姜 10 克，红枣 10 克和大米 80 克。

◈ 子宫内膜异位症与子宫肌瘤

这两种情况的特点是生殖系统长出多余的组织。子宫内膜异位症是指子宫内膜细胞从子宫内膜移至一般不会出现的位置，如子宫肌层、子宫和卵巢外盆腔的任何位置。这种病症影响到数以百万计的育龄妇女。

其症状包括疼痛（如腰痛、腹部绞痛等）、性交疼痛、肠道疼痛、月经期间尿频及不孕。子宫肌瘤是子宫肌肉和结缔组织中最常见的异常生长。子宫肌瘤在月经开始后出现，在怀孕期间扩大，绝经后逐渐缩小。子宫肌瘤是良性肿瘤，约 20% 育龄妇女会出现，会导致痛经、月经过多出血和不孕。

中医主要从"气滞血瘀"的角度来看待肿瘤。局部积聚的气血可能会导致多余的组织生长，但问题的根源来自于原本应该平稳的阴阳平衡出现了小波动。这一观点与西医的最新研究进展不谋而合，即肿瘤的发生取决于原癌基因（刺激细胞生长的基因）和抑癌基因（抑制细胞生长的基因）的平衡。

在子宫内膜异位症和子宫肌瘤的病症中，气滞血瘀的病理发生在子宫，导致不同形式的肿瘤，可以细分找到肝气郁结、寒侵子宫、肝肾两虚等原因。很有意思的一点是，这些病理与经前综合征和痛经的病理类似。所以，在西医视角下非常不同的疾病，从中医的角度来看可能是相似的。毕竟，它们都是激素紊乱的病症，具有动态程度高的相似特点。

◎ 自我调理

- 气功：每天 30 分钟固定进行适度的练习可以帮助改善血液循环和情绪。

1. 在安静的房间里坐下或躺下。

2. 把注意力集中在肚脐下 3 寸的关元穴上。

3. 吸气并保持，然后慢慢呼气。

4. 重复这种吸气和呼气模式，确保每次呼吸都是深而缓慢的。

- 草药浴：用薰衣草、迷迭香、玫瑰、杜松子等精油温浴（中药芳疗），缓解腹痛和精神压力，放松身心。

- 热水足浴：许多肾虚的女性会有手脚冰冷的症状，晚上睡前泡脚可以改善睡眠，促进血液循环，促使血液流动到盆腔器官，从而缓解疼痛。肝肾经络会经过子宫一直到脚，泡脚可以增加肝肾之气，同时可以放松身体，增强愉悦的心情。

睡觉前，将双脚浸泡在热水中，热水至少要超过脚踝 7 厘米。浸泡 30～40 分钟，期间加入热水保持水温。其总体效果和热水浴相同。

◇ 中草药和食物疗法

中医会采用不同的食物治疗子宫内膜异位症，特别有助于化瘀和行气的食物包括藏红花、当归、枸杞子、柠檬、洋葱、胡萝卜、苹果和芹菜。欢迎到本书的食谱章节寻找这些有效的食材及相关食谱来缓解疼痛。

- 中草药补充剂：子宫内膜异位症和子宫肌瘤都是长期血瘀气滞的结果，中草药补充剂可作为日常调理的一部分。以下药物在中草药店有售。

云南白药：最受中国家庭欢迎的中药之一，可谓是粉末中的南丁格尔，既可内服也可外用。它能迅速止血、散瘀、止痛，促进伤口迅速愈合。每天服用 3 克粉末，长期使用有多重功效，且一般无不良反应。

当归糖浆：以当归为主要成分，当归可以说是药典中最好的补血药。它滋养血液、促进循环、增加子宫供血、增强免疫力，更好的一点是适合长期服用。

八宝茶：补血益气的经典组合，气血虚弱者的极佳草药补剂。

❀ 更年期 ～～～

更年期会引发各种各样的症状，包括潮热、焦虑、抑郁、体重增加、水肿和易怒。尤其是潮热，表现为反复发作的短暂性潮热感，常伴有面部潮红、出汗和心悸，潮热过后有寒凉感。如果不悉心调理，潮热甚至有可能会持续十年以上。

中医把更年期的问题归结为肝肾虚弱，需要补益肝肾，并通过健康的生活方式、增强营养和适当运动来平衡阴阳。中医认为潮热是肾阴亏虚，使阳（热）在阴阳平衡中处主导地位。

◇ 中草药和食物疗法

中医会采用不同的食物应对更年期，本书食谱章节和下方列出了有效缓解更年期的食谱，如苦瓜枸杞炖牛肉、木瓜无花果奶昔。

- 乌骨鸡人参枸杞汤：一种滋补食品，能促进激素平衡，增强免疫力，为身体提供天然激素，非常适合肾虚和肝虚的更年期患者。乌骨鸡是一种美味、营养的食物，对肝肾功能虚弱有很好的疗效，适合疲劳、营养不良，可强化脏腑，治疗各种虚证。

- 苦瓜炖：准备 2 个苦瓜和 1000 克排骨，用 5 片生姜和 2 根葱加850 毫升水腌制。小火炖一小时，最后加入黑胡椒粉。本食谱有助于补阴。

- 甘麦大枣汤：更年期女性常会出现情绪问题，甘麦大枣汤能放松心情，缓解焦虑，改善睡眠。本食谱纯食物配方，易于烹调，长期食用安全，只需要 3 种简单的原料。

1. 全麦 40 克，甘草 12 克，大枣 12 枚混合。

2. 将 700 毫升水和原料放入锅中。

3. 煮沸后文火煮 30 分钟。

4. 服用。

- 中药补充剂：中医针对更年期问题提供的草药配方非常简单。更年期症状不是病理性的，这些草药也不完全是药物，只是膳食补充剂。因此一般来说，它们大多可以长期使用且安全有效。

益母草：适用于改善潮热、焦虑和抑郁。

当归和甘草：补血益气。

❀ 不孕

如果一名女性进行无保护措施性生活超过 1 年未怀孕，而其伴侣生殖功能正常，则本人一般为不孕症患者。如果该女性从未怀孕，则属于原发性不孕症；如果曾经怀孕，则为继发性不孕。

中医认为女性生殖过程主要依靠肝肾，不孕可分为两种证候，分别为：①肾阳虚寒：时常感到寒冷，尤其夜间脚冷，每晚至少起夜 1 次或两次，月经延迟、量少色淡，月经来临前一周偶尔出现点滴，从月经第一天到排卵期基础体温一直很低。②肝气郁结：长期抑郁，压力大，不满情绪多。

近年来，中药和针灸已用于治疗各种原因导致的不孕症，如排卵功能障碍、免疫功能障碍、多囊卵巢综合症、子宫内膜异位症等。研究人员致力于结合西方医学和传统中医，促进卵泡成熟和排卵。现有资料显示，在使用辅助生殖技术（ART）的同时采用中医药方法，可以显著增加怀孕的机会。

◈ 自我按摩

● **腹股沟按摩：促进血液向盆腔器官流动，为子宫和卵巢提供更多的营养。**

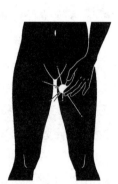

1. 把你的指尖放在腹股沟折痕下面大腿和小腹之间的大动脉上（见图）。
2. 用力，保持 30 ～ 45 秒。
3. 释放压力，让血液正常流动。
4. 在另一侧重复。
5. 连续做 3 组，每日两次，至排卵或胚胎移植前一天，之后需停止。

注意：如果你已经怀孕或可能怀孕，有高血压、心脏病、循环系统问题、中风史或视网膜脱落，不要进行该操作。

◈ 中草药和食物疗法

中医会采用不同的食物治疗不孕症。特定的饮食可以帮助增加肾阳，可以多吃补肾的食物，如豆类、海带、欧芹、豆腐、覆盆子、核桃、野生稻、螺旋藻和小麦胚芽，小麦草和大麦草则能滋养阴血和精气。欢迎到本书的食谱章节找到这些能够有效促进生育的食谱。

减少刺激物摄入：减少咖啡因和其他刺激物的使用，包括酒精和香烟。尼古丁的影响是非常可怕的，能够使卵巢老化，让卵子产生对受精的抵抗力，而且二手烟对生育能力的损害几乎和本人吸烟相同。如果你的情况是湿气过重或肝气不调，那么酒精的负面影响会更大。

但说真的

中医如何治疗重大疾病

○　○　○

随着在抗生素、疫苗等医学领域取得长足进步，人类已经基本可以控制大多数传染病的传播。而另一方面，慢性病的威胁程度急转直上，心脑血管疾病和癌症是排名前两位的致死疾病。现在，在中国和很多其他国家，糖尿病、肥胖和老年痴呆症等使人衰弱的疾病发病率呈爆发式增长，这样的趋势需要我们加以警惕。

西医开始努力解决这些问题，同时我们也不妨汲取古老的中医智慧。正如我们在《阴阳游》开篇所强调的，中医的优势在于预防，尤其是针对慢性病。中医的哲学基础是阴阳平衡，因此相比于西医，中医能够在疾病的初始（亚临床）阶段具有更加清晰的认知。这是在爆发点到达之前寻找平衡的过程，中医将该阶段称之为脏腑虚证。

阅读本章节，你会发现在我们解释这些严重疾病的微小差别时，"虚"这个关键词反复出现。采取中医治虚的方法，对控制慢性病的流行有很大帮助。

❖ 肥胖

自 1975 年以来，世界范围内的肥胖人数增加了 3 倍。现在我们已经正式把肥胖认定为一种疾病，且与心血管疾病、高血压、糖尿病、关节炎等疾病的发病相关。肥胖的产生不仅仅是高脂肪食物和甜食摄入过量，也和一个人的文化、环境、生活方式、基因构成和心理问题之间存在着复杂的关系。中医学认为，这些高危因素会损伤脾脏，导致脾虚，久而久之会引起湿（一种产生痰的病因）。在中医学理念中，痰是指一系列阻碍正常生理过程（或气的运动）的东西，包括气道中的痰，也包括血管中的动脉粥样硬化斑块。在肥胖的情况下，痰是指新陈代谢"阻塞"导致的脂肪组织积聚。

◈ 呼吸练习

前文中我们已经讨论过，呼吸练习是气功中重要的一部分，有调整精神状态、改善身体状况的效果。每天进行呼吸练习可以刺激内分泌和神经系统之间的正生物反馈，带来健康、放松的状态，降低应激激素水平，增强免疫功能，使大脑节奏和分泌的化学物质正常化，从而改善焦虑、情绪波动大和强烈渴望等症状。以减肥为目的可考虑以下 3 种呼吸方法。

- 深呼吸：完整且深长的吸气和呼气。自然呼吸仅使用肺活量的 75% 左右，而深呼吸可以调动全部的肺活量，增加吸入的氧气。静坐深呼吸可以起到滋补一般效果，为你补充能量。

- 腹式呼吸：

1. 找到舒适的坐姿。

2. 一只手放在肚脐上方，另一只手放在胸部。

3. 放松，用鼻子深吸气，让腹部扩张，手放在胃部感受手部上升。

4. 噘唇呼气，类似于吹口哨。

5. 重复吸气和呼气 10 次。

- 逆腹式呼吸：这种呼吸方法能够显著增加腹内压力，加强重要器官的膈肌按摩，促进血液和能量循环，并将气送入骨髓和大脑。这种呼吸技巧会让人非常放松，而且腹部肌肉的运动可以大大减少饥饿感。

1. 以舒适的姿势躺下，全身放松。

2. 正常呼吸。

3. 吸气，注意不要让腹部向外扩张，而是收缩腹部肌肉，将腹壁向内拉。

4. 呼气，放松肌肉，随膈膜上升，向外扩展腹部。

◎ 中草药和食物疗法

食物减肥的重点和中医人体平衡和谐的原则一样，即阴阳、五行、自然规律。

中医采用不同的食物来治疗肥胖，欢迎到本书的食谱章节查看具体食谱，还有一些其他同样有效的减肥食材。

- 车前草：减重推动力，消水肿，促进脂肪吸收。

- 茴香籽：促进消化，增强阳气。

- 牛蒡、蒲公英：清除肝火和毒素。

- 海带、海藻：治疗甲状腺功能不全。

- 绿豆粥：平衡身心，绿豆有清除体内毒素的功效，对减肥的价值很高。

- 薏仁糙米粥：建议脾虚者服用。

- 番茄蔬菜汤：调节血糖平衡。前 5～7 天可不限量食用以减少食欲，几周内也许轻松实现大幅减重。

- 大麦水：大麦营养丰富，有利于消化，消肿利湿。

- 赤小豆粥：赤小豆利水肿，有排毒功效。

❀ 糖尿病

糖尿病是以血糖异常升高为特征的代谢紊乱疾病。美国约有十分之一人口（高达 3420 万人）患有糖尿病，大约三分之一的美国成年人（8800 万）有糖尿病隐患。当胰腺不能产生足够的胰岛素（I 型糖尿病）或人体细胞对胰岛素产生的异常反应（II 型糖尿病）时，就会发生糖尿病。糖尿病会导致血液中的糖分过多，带来严重的健康问题。

中医认为糖尿病，尤其是早期糖尿病，是由于阴虚所致。阴虚的特点是由于多尿（糖尿病的主要症状之一）导致液体流失，通常与病因火（或热）的出现有一定联系。可根据以下症状细分为不同类型：肺热（过分口渴、饮水后口渴），胃火过旺（过度饥饿、消瘦、胃灼热），肾阴虚（尿多、尿浊、腰部和四肢无力及疼痛、耳鸣）。

中草药和食物疗法

中医采用不同的食物治疗糖尿病，欢迎到本书的食谱章节找到以下具体食谱和其他针对糖尿病的有效食材。

- 银耳木耳汤：清热润肺，滋补肾阴。
- 枸杞蛋饼：滋补肾阴，益精明目。
- 人参芦笋粥：滋肾阴，益气。
- 鲜奶核桃糊：温阳养阴，补脾补肾。

冠心病与动脉粥样硬化

在美国，冠心病是健康的主要杀手，每年造成 37 万人死亡。原因我们已经非常清楚——流向心脏的血液在冠状动脉中被斑块阻断。斑块堆积不仅会导致心脏病发作（心肌梗死），还会根据程度不同，导致胸痛（心绞痛）和心律失常。

在中医里，心脏病被称为"胸痛阻滞"，是一个非常准确又聪明的叫法。这里的"阻滞"可能是由于痰、寒等各种原因，导致气血在胸腔内流动受阻。虽然中医并不是从解剖学的角度看待疾病的，因此没有提到动脉粥样硬化和冠状动脉阻塞这样的概念，但还是可以看出这种古老的智慧仍有一定的说服力，且浅显易懂。

中医通过病症的进一步细分寻找导致堵塞的具体原因。胀痛表示气滞，如果伴有压迫感或胸闷，表明有痰，灼痛代表有热（通常是痰热），非常剧烈的疼痛表明血管中有寒滞留。

那么中医如何分析动脉粥样硬化，也就是导致急性心脏病突发的慢性阶段？这里还是引入虚的概念。首先是饮食不健康造成脾虚，随即产生湿，再是痰。此外，肝（一个非常重要的"疏通"器官）虚也可以解释气滞。

◈ 自我按摩

每天按摩表 23 中的穴位两次，每次 5 分钟，两侧可交替进行。

表 23　改善心脏的穴位

按摩点	功效	位置	
内关	自古以来中医治疗心脏病的关键穴位。几乎所有与心脏异常有关的症状都可以用这个穴位来解决	位于手腕水平线上方 4 指宽的地方，在两个外肌腱之间	
足三里	调节脉搏。脉搏不规律时施压	靠近胫骨一指宽、外膝眼下 4 指宽处	
丰隆	这一穴位对宽胸、改善血液循环十分有益	外踝上方 8 指宽、胫骨边缘两指宽处	

◇ 中草药和食物疗法

1. 许多传统中药都有活气活血的功效，如丹参、川芎、当归等。

2. 祛湿是预防动脉粥样硬化及继发冠心病的一种主要方法。可选食人参、黄芪和党参等草药增强脾脏功能，以及山药、生姜和茯苓等食物祛湿。注意避免不健康、损害脾脏的饮食（如脂肪、糖和冰冻饮料）。

3. 多吃水果（如草莓、菠萝、橙子、红葡萄，不要冰冻的水果）、坚果（杏仁、核桃、葵花籽）、富含纤维的蔬菜（香菇和芦笋）和鱼。

❁ 高血压

在古代中医中，没有所谓"高血压"的疾病，因为当时并没有测量血压的仪器。当代中医开始用自己独特的"处理器"（辨证）来分析高血压患者，并阐明了中医脏腑所受影响的主要类型。

肝火旺盛：源自肝气郁结。症状包括面部和眼睛发红、口渴、睡眠困难、便秘、尿暗黄。

肝阳上亢：源自肝肾阴虚。症状包括腰痛、记忆力差、耳鸣、喉咙干燥、眼睛干燥。

瘀血阻滞：症状包括鼻出血、胸痛、四肢麻木。

◇ 自我按摩

● 曲池穴：

1. 找到曲池穴（肘部弯曲90度，肘横纹的外侧尽头即是）。

2. 左臂微弯，用右手手掌轻拍左臂曲池穴100次。

3. 切换左右手，重复上述动作。

● 合谷穴：

1. 右手拇指的一半盖住左手拇指和食指之间的连接处，拇指的横纹应压在连接处边缘，指尖处即是。

2. 右手拇指旋转揉搓合谷穴 2 ～ 3 分
钟，每次均需感到酸痛。

3. 切换左右手，重复上述动作。

● 太冲穴：

1. 找到太冲穴（大脚趾和第二个脚趾之间空隙处向脚背方向约
1.5 厘米）。

2. 用拇指按此穴位 5 ～ 8 分钟，感觉酸痛即可。

中草药和食物疗法

高钠饮食会使血压升高，钾可以促进钠从肾脏中排出。菠菜、茄子、
土豆、芹菜、香蕉、水果、坚果和红薯等高钾食物有助于降低血压，而
海藻、水母、虾米等含碘食物可以减少动脉壁胆固醇的沉积。糖尿病患
者注意避免服用冰糖，可以用枸杞子和决明子泡茶。欢迎到本书食谱章
节寻找有效的降压食材和食谱。

● 决明子、枸杞子：这两种药物都以息肝火而闻名。枸杞子对肝、
肾、脾虚还能够起到滋补作用。

● 海带：一种应对高血压的超级食物，既养血又养肺，有帮助降
低血压的功效。

✿ 痴呆（含阿尔茨海默病）

全世界有五千万人患有阿尔茨海默病和其他类型的痴呆症。近年来，
阿尔茨海默症发病率增速惊人。这是一种使人逐步衰弱的疾病，随着时
间的推移，患者会失去记忆和认知能力。阿尔茨海默病的主要患者是老
年人，但这种病症并不是衰老的必然结果。

中医认为"脑为髓之海"，而肾藏精，精能生髓。因此，一般认为
痴呆症是肾气不足的结果。该病症多发于老年人，可以解释为肾精随衰

老而损失导致的病症（其实记忆力差也是诊断肾虚的特征表现之一）。

近些年，北京中医药大学的著名中医教授王永炎院士针对阿尔茨海默病提出了新的理论。王永炎院士认为，这一工业时代的疾病病理可以用体内生成的毒素对脑和骨髓造成损伤来解释。这一理论和西医的氧化损伤所见略同，并解释了近几十年来阿尔茨海默病的快速增长，尤其是发病人群年轻化的趋势。

◇ **自我按摩**

- **全套头部按摩：按摩整个头部能够有效促进记忆并防止大脑退化。**

  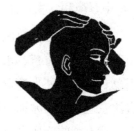

  1. 双手快速搓掌加热。
  2. 轻轻按摩你的整个头部，先从头顶向下按压。
  3. 下移按摩两侧。
  4. 向前按摩你的前额、眼睛、脸颊和下巴。
  5. 移至后脑勺，在颅底结束。
  6. 按摩 5 ～ 10 分钟，每天 2 ～ 3 次。

- **梳头按摩：可代替上述全套头部按摩，能直接刺激头部循环、提高睡眠质量、逆转大脑退化。**

  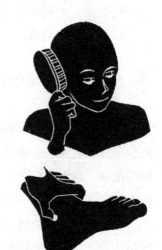

  1. 用木梳代替手指刺激头皮。
  2. 用梳子按摩头皮至少 300 次，每天两次。

- **按摩太溪：强肾。**

  1. 找到脚踝内侧和跟腱之间的太溪穴。
  2. 轻轻施压，逐渐增加力量。
  3. 坚持几分钟，每天 2 ～ 3 次。

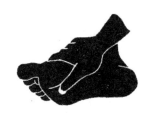

- 涌泉：简单易操作，增强肾气，改善大脑功能。
  1. 找到位于脚底中央的涌泉点，位于脚趾到脚底的三分之一处。
  2. 用手指关节按压两分钟，每天两次。

◈ **运动疗法**

　　每天有规律地进行缓慢、轻柔、有节奏的运动，可保持血液循环活跃，排出体内毒素和废物。深呼吸就像启用第二个心脏，能够促进大脑的血液供应。大脑是身体最复杂的器官，需要大量的营养，冥想和呼吸练习结合是促进大脑活力、预防大脑退化最有效、最方便的方法。

◈ **中草药和食物疗法**

　　中医采用各种不同的食物来治疗阿尔茨海默病等痴呆症，如各种类型的鱼都对养脑很有益处。欢迎到本书食谱章节找到有效的食材及广受欢迎的补脑食谱。

- 山药枸杞鸡汤：既养脑又补气补血。山药补脾肾，枸杞子补肝肾。
- 花粉蜂蜜茶：富含治疗和预防疾病的天然成分，同时有效地提供人体必需的脂肪酸、氨基酸和微量元素。
- 人参三七茶：这种草本灵药能补充能量、疏通血瘀，对阿尔茨海默病和血管性痴呆患者很有帮助。

附录

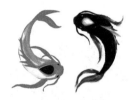

附录 1：食谱

○　○　○

❀ 对症选食谱

◈ 睡眠差

龙眼莲子和百合汤

准备时间：15 分钟 + 浸泡时间

烹饪时间：40 分钟

成品份数：2

20 克干桂圆

100 克干莲子

20 克干百合

10 克冰糖或椰子糖

10 克桂花干

把桂圆和莲子放在一个小碗里，加水，盖上盖子，在室温下浸泡 2～4 个小时。食材软化后，用细筛滤干并冲洗。将莲子一分为二，去掉中间可能有苦味的黑绿色胚芽。

将桂圆和莲子沥干，放入一个中等大小的平底锅中，加入百合、冰糖、桂花和 1000 毫升水。煮沸后用文火慢炖，炖 30 分钟或直到食材变软即可食用。

◈ 关节痛

薏苡仁赤小豆粥

准备时间：15 分钟 + 浸泡一晚

烹饪时间：35～60 分钟

成品份数：4

60 克薏苡仁

60 克干赤小豆或干红芸豆

25 克干龙眼

100 克冰糖或椰子糖

100 克短粒大米，冲洗（选加）

在一个大碗里加入薏苡仁和赤小豆，加水没过几厘米，浸泡 4 小时或放置过夜。

电压力锅做法

沥干薏苡仁混合物，冲洗干净，添加到电压力锅中，再加入龙眼、1200 毫升水、糖和大米（如果选用），固定盖子并设置为高压 35 分钟。到时间后先自然解压 10 分钟，然后快速解压后取下盖子，搅拌混合后即可食用。

炉灶做法

沥干薏苡仁混合物，冲洗干净，放入大锅中，加入龙眼、1300 毫升水、糖和大米（如果选用）。煮沸后转小火，锅盖半盖，文火煮 1 小时，直到豆子和薏苡仁变得非常软嫩。一定要经常搅拌，以免混合物粘在锅底。

◉ 头痛

莲子红枣黄芪粥

准备时间：10 分钟 + 浸泡时间

烹饪时间：60 分钟

成品份数：4

50 克干莲子

20 克干黄芪

3 ～ 5 颗大枣

100 克短粒大米，冲洗

把莲子放在一个中等大小的碗里，加水浸没，浸泡 4 小时或过夜。

将黄芪和 500 毫升水倒入锅中，盖上盖子，小火炖 30 分钟。然后用细筛过滤掉黄芪，保留黄芪水（约能制出 150 毫升）。

莲子浸泡后一分为二，去除中间的黑绿色或棕色胚芽（这部分有苦味，应将其去除）。

电压力锅做法

将黄芪水倒入电压力锅中，加入莲子、枣、大米和 650 毫升水，盖好盖子，高压煮 30 分钟。然后先让高压锅自然解压 10 分钟，再快速解压并搅拌。米粒要煮到细碎且软烂。

炉灶做法

将黄芪水倒入锅中，加入莲子、红枣、大米和 800 毫升水。煮沸后转文火慢炖，锅盖半盖，煮 40 ～ 50 分钟，直到粥变稠，米粒软烂。熬煮到最后注意要不断搅拌，防止大米粘在锅底，必要时添水。

◉ 皮肤皱纹

薏苡仁绿豆莲子黄芪粥

准备时间：5 分钟 + 浸泡时间

烹饪时间：100 分钟

成品份数：4

50 克薏苡仁

50 克干莲子

50 克干绿豆

250 克干黄芪

12 颗大枣

100 克短粒白米，冲洗

6 克碎石糖或椰子糖，用于装饰（可选）

在一个大碗里放入薏苡仁、莲子和绿豆，加水没过，浸泡至少 4 小时或放置过夜。

待莲子变软后将莲子一分为二，去掉中间可能有苦味的黑色胚芽。

在锅中加入黄芪和 900 毫升水，煮沸后盖上盖子，小火慢炖 40～50 分钟。用细网筛滤出黄芪水（约为 300 毫升），黄芪弃置。

高压锅做法

沥干并冲洗薏苡仁混合物，连同红枣、大米、300 毫升黄芪水和 900 毫升清水一起加入高压锅。盖好锅盖，高压煮 30 分钟。然后先自然释压 10 分钟，再快速释压并搅拌混合。应煮至米粒细碎，薏苡仁和豆类软烂。如果需要，可以加入冰糖。

炉灶做法

沥干并冲洗薏苡仁混合物，连同红枣、大米、300 毫升黄芪水和 1300 毫升清水倒入大锅中。煮沸后转小火，锅盖半盖，慢炖 40～50 分钟，直到食材变软变稠。在最后 15 分钟不断搅拌，避免大米糊在锅底。应煮至米粒细碎，薏苡仁和豆类软烂。如果需要，可以加入冰糖。

◎ 咳嗽

猪肉杏仁汤

准备时间：10 分钟

烹饪时间：25 分钟

成品份数：2

15 克菜籽油

30 克猪肉，切块

400 毫升鸡汤或清水

3 克海盐

半根去皮、切成块的萝卜

60 毫升无糖杏仁奶

平底锅中火热油，加入猪肉，煎 3～4 分钟，直到肉块每一面都呈棕色。把猪肉盛到盘子里，平底锅擦净。

加入鸡汤、盐、萝卜和猪肉，文火炖 15 分钟，直到味道充分融合，关火，食用前加入杏仁奶搅拌均匀。

◇ **哮喘**

姜鸭汤

准备时间：15 分钟

烹饪时间：120 分钟

成品份数：4

1 个葡萄柚

1 只鸭子（2 公斤左右），去除内脏

30 克核桃仁

20 克海盐

50 毫升绍兴黄酒

50 克生姜片

2 片大茴香

2 ~ 3 根新鲜或干燥的月桂叶

葡萄柚去皮，留下果肉；去除鸭子的内脏，清洗干净。将葡萄柚果肉和核桃仁塞入鸭腹，再用扎肉线把鸭腿绑在一起。

把鸭子放进大锅里，加水至完全没过 5 厘米左右，加入盐、黄酒、姜、八角和月桂叶。煮沸后转文火炖 90 分钟，每 30 分钟翻转一次鸭子。烹饪完成后，鸭肉应该十分软嫩，鸭翅上的肉几乎一碰就可以脱骨。

将鸭子从汤中捞出，冷却至室温，去皮剔骨，鸭肉切丝。

将鸭汤表面的大部分油脂撇去，放入耐热碗中冷却，冷却后弃去油脂。小口饮汤，如果需要的话，在每个碗里放一份鸭肉。剩下的鸭肉留作他用。

小贴士：为了方便地撇去鸭汤表面的油脂，可将其静置冷却至常温，比如把汤倒在耐热容器中，在冰箱中冷藏过夜。这样油脂会升到上方，就能方便撇去油脂。重新加热鸭汤即可饮用。

◇ **喉咙痛**

舒缓绿茶

准备时间：5 分钟

烹饪时间：15 分钟

成品份数：1

6 克绿茶

400 毫升清水

1 枚较大的巴氏杀菌有机鸡蛋，分离蛋清和蛋黄

12 克碎冰糖或椰子糖

将绿茶放入茶包中。用小锅把水烧开，水沸后关火，加入茶包，盖上锅盖，泡 10 分钟。浸泡完成后，捞出茶包弃置。

同时，把蛋清放在碗中（不需要蛋黄），将冰糖加入蛋清中，搅拌至起泡。

将热茶倒入泡沫蛋白中，混合后倒入杯中，睡前饮用。

简化版

将蛋白和冰糖搅打至起泡，喉咙不舒服时吞咽服用。泡沫蛋白可在冰箱中保存 3 小时。

夜尿频繁（肾阳虚所致）

韭菜核桃粥

准备时间：5 分钟

烹饪时间：20 分钟

成品份数：1

100 克糯米，洗净

100 克干韭菜或鲜韭菜（新鲜韭菜选用白色和浅绿色部分）

30 克核桃仁

6 克海盐，依照口味添加

将韭菜和核桃放入料理机中，打至粉碎（如果没有料理机，只需切成小块），备用。

将糯米放入细网筛中沥干，然后再次冲洗。将米饭、350 毫升水和盐倒入锅中，用大火煮沸。煮 10 ～ 15 分钟，直到米粒煮透，粥变稠，拌入韭菜和核桃仁。早上空腹食用。

👁 阳痿

姜椒羊肉汤

准备时间：10 分钟

烹饪时间：30 分钟

成品份数：1 ～ 2

10 克植物油

70 克羊肉，切成小方块

20 克褐土豆，去皮切丁

30 克胡萝卜丁，去皮切丁

25 克酱油

5 克绍兴黄酒

10 克碎石糖或椰子糖

10 克葱花，切碎

2 片生姜片

6 克茴香

3 克现磨黑胡椒粉

锅中倒入植物油，用大火加热至将要冒烟。放入羊肉，煎大约 3 分钟，至肉块变成棕色，盛到盘中。将土豆块和胡萝卜块倒入锅中，煎至呈金黄色（约三四分钟），盛出放入装羊肉的盘子里。小心地将热油从锅中倒入耐热碗中冷却。

将锅放回炉上，小火，倒入羊肉，加 800 毫升水没过食材，加入酱油、黄酒、糖、葱、姜、茴香和胡椒。文火炖 15 分钟，直到羊肉煮透。最后倒入土豆和胡萝卜，再炖 5 分钟，装盘食用。

👁 经前综合征

百合莲子红枣粥

准备时间：5 分钟 + 浸泡时间

烹饪时间：70 分钟

成品份数：1

50 克糙米

25 克干莲子

10 克干百合

7 颗大枣

把糙米和莲子放在碗中，加水没过几厘米，浸泡 1 小时，沥水，用细筛冲洗干净。将莲子一分为二，去掉中间的黑色种子胚芽（可能有苦味）。

将大米、莲子、百合和大枣倒入锅中，加入 900 毫升水。煮沸后文火慢炖约 1 小时，直至粥变稠，所有食材变软。必要时添水。

更年期

苦瓜枸杞炖牛肉

准备时间：15 分钟

烹饪时间：90 分钟

成品份数：4 ～ 6

12 克植物油

12 克烤芝麻油，另加调味

900 克牛肉或羊肉，切块（大小约 2.5 厘米）

30 克生姜，切成薄片

1 根苦瓜（约 450 克），去瓤，切成半月形薄片；或用小白菜，切成薄片

20 克枸杞子

海盐和现磨黑胡椒适量

肉块加盐和胡椒粉调味。锅中热油至中高温，放入肉块，煎 5 ～ 7 分钟，直到肉变成棕色，盛出放入大锅里。

将生姜和 1500 毫升水倒入锅中，煮沸后转小火，盖上锅盖，煮 1 小时，必要时添水。然后加入苦瓜和枸杞子，再炖 15 分钟。最后用海盐、胡椒粉和几滴芝麻油调味。

小贴士：如果你想去除苦瓜的苦味有两种方法。第一种方法是苦瓜切片后加盐，在室温下放置 1 小时，然后冲洗干净；第二种方法是将苦瓜在沸水中烫 3 ～ 4 分钟，然后立即用冷水冲洗再加入汤中。

木瓜无花果奶昔

准备时间：15 分钟

烹饪时间：

成品份数：2 ～ 3

3 枚干无花果

半个大木瓜（约 1500 克），去皮去籽，切块（2 厘米大小）

10 克蜂蜜

30 克有机大豆蛋白粉

400 毫升过滤水

将干无花果浸泡在热水中软化（约 10 分钟）后沥干。

将木瓜、无花果、蜂蜜、蛋白粉和水加入搅拌机中，打至顺滑即可食用。

◎ 肥胖

花生芝麻赤小豆糙米燕麦粥

准备时间：5 分钟 + 浸泡过夜

烹饪时间：70 分钟

成品份数：1 ～ 2

50 克干赤小豆

20 克糙米

50 克老式燕麦片

10 克干莲子

10 克无盐烤花生，另备适量以作装饰

4 克黑芝麻，另备适量以作装饰

2 片干山药片

把赤小豆、糙米和燕麦放入碗中混合，加水没过几厘米，室温浸泡过夜。

把莲子放在单独的小碗里，加水没过，浸泡 4 小时。软化后将莲子剖开，去除里面黑绿色（棕色）的胚芽。

将赤小豆混合物和莲子分别沥干并冲洗干净，倒入锅中，加花生、芝麻和山药，再倒入 1000 毫升水，大火烧开，煮沸后用小火慢炖 40 ～ 50 分钟。最后 20 分钟要不断搅拌，以免糊锅。盛出后用剩余的花生和芝麻点缀装盘。

糖尿病

豆腐香菇汤

准备时间：10 分钟

烹饪时间：25 分钟

成品份数：4

400 克嫩豆腐，沥干

100 克香菇，去梗，每个切成四瓣

10 克海盐

酱油，装盘时使用

熟芝麻油，装盘时使用

葱花，留作点缀（可选）

将豆腐沥干，切成 1 厘米左右的方块，和香菇一起放入锅里，倒 1600 毫升水，加盐。用中火煮沸，然后小火慢炖 15 分钟。最后用酱油和芝麻油调味，葱点缀装盘。

健忘症

金枪鱼配椰奶蔬菜

准备时间：15 分钟

烹饪时间：20 分钟

成品份数：4

500 克新鲜寿司金枪鱼或鲑鱼鱼肉，去皮，切成 2.5 厘米大小方块

2 个柠檬，榨汁

3 克海盐，另备适量调味

1 个中等大小的白洋葱，切成薄片

1 根胡萝卜，去皮，切丝

1 个青椒，去梗，去籽，切成薄片

120 克椰子奶油，充分搅拌

10 克切碎的烤咸花生，用于点缀

6 克熟芝麻，用于点缀

将鱼放入大玻璃碗中，加入柠檬汁和盐，翻面涂抹均匀，然后盖上盖子，在室温下腌制 20 分钟。

倒掉多余的腌鱼汁，将洋葱、胡萝卜和甜椒加入碗中，再倒入椰子奶油。搅拌均匀，拌上花生和芝麻，根据需要加盐调味。

❈ 更多简易食谱

◎ 葛根刺五加粥

适用于关节痛。

配料：制葛根 50 克，大米或大麦 50 克，刺五加 15 克。

做法：葛根洗净切碎。刺五加煮沸，过滤，丢弃药渣。将所有材料（包括大米或大麦）放入锅中，加水煮开后文火熬煮，直至米饭或大麦成粥状。加一点冰糖。

◎ 红豆丝瓜络汤

适用于关节痛。

配料：红豆 30 克，丝瓜络 9 克，当归 9 克，威灵仙 9 克。

做法：将丝瓜络、当归和威灵仙放入 1000 毫升水中，煮 30 分钟，留汤，加入红豆炖煮 1 小时。加少量糖（根据自己的口感可以调整，但不宜太多）。每天吃 1 次，连续 7 天。

◈ 木瓜忍冬藤汤

适用于关节痛。

配料：青木瓜 500 克，忍冬藤 30 克，薏苡仁 30 克。

做法：所有食材洗净放入锅中，加 1500 毫升水，中火熬煮 1 小时。每天 1 次，连续吃 5 天。

◈ 山药枸杞粥

适用于气血虚头痛。

配料：大米 100 克，山药 50 克，枸杞子 30 克。

做法：大米和山药放入电饭煲，加 1000 毫升水。在粥基本熬好时加入枸杞子，再熬煮 5 ～ 8 分钟。

◈ 清炒苦瓜

适用于肝火头痛。

配料：苦瓜 1 根。

做法：将苦瓜洗净切成 1 厘米厚的片，用平底锅翻炒至变软，根据喜好加入适量盐和味精调味。

◈ 天麻炖鸡

适用于湿邪头痛。

配料：天麻 80 克，有机鸡 1 只，生姜 8 片（半厘米厚）。

做法：加水没过鸡，煮开后转小火慢炖约 30 分钟。根据喜好加入适量盐和味精调味。

◈ 核桃芝麻粥

适用于肾气虚头痛。

配料：微烤核桃 30 克，芝麻 30 克，燕麦片 100 克。

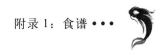

做法：把核桃和芝麻磨成粉。燕麦煮粥，加入核桃芝麻粉拌匀。

◎ 桂圆鸡蛋汤

适用于血虚头痛。

配料：干桂圆 100 克，鸡蛋 2 个，白糖适量。

做法：干桂圆捣碎，加水，放入鸡蛋小火煮熟后去壳，再煮 1 小时。加糖，吃鸡蛋喝汤。

◎ 薏仁双红粥

适用于湿疹。

配料：薏苡仁 50 克，红豆 50 克，红皮花生 25 克，荞麦 50 克，小米 100 克。

做法：食材放入电饭煲中，加水约 1500 ~ 2000 毫升，煮至变软。可供 4 ~ 6 人食用。

◎ 百合绿豆薏仁粥

适用于粉刺。

配料：百合 50 克，绿豆 80 克，薏苡仁 50 克，小米 150 克。

做法：所有食材放入电饭煲中，加水约 2000 毫升，煮半小时。可供 4 ~ 6 人食用。

◎ 黄芪绿豆薏仁粥

适用于银屑病。

配料：黄芪 200 克，薏苡仁 50 克，山药 30 克，绿豆 50 克，小米 150 克，干枸杞子 30 克。

做法：用上述方法煮黄芪，粥快熟时加入枸杞子，文火再炖 10 分钟即可。

◎ 蜂蜜姜汁

适用于感冒后哮喘。

配料：姜 100 克，蜂蜜 50 克。

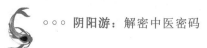

做法：姜榨汁，加入蜂蜜。分 3 次温水送服。

◉ 白萝卜胡椒汤

适用于痰浓、痰多难以咳出。

配料：白萝卜 1 个，白胡椒 5 颗，生姜 4 块和橘皮 1 片。

做法：所有食材放入锅中，加入 450 毫升水，炖 30 分钟。过滤留汤，再加 200 毫升水熬煮 15 分钟。搅拌均匀，冷藏。每日两次，每次半份，早晚各一次。

◉ 杏仁米茶

适用于食欲不振、咳嗽痰白。

配料：杏仁 120 克，大米 30 克，白糖 150 克。

做法：杏仁用开水浸泡 15 分钟，大米用冷水浸泡 30 分钟，混合研磨。加入 600 毫升水和糖，边煮边搅拌，直到变成稠汁。

◉ 甘菊桔梗雪梨汤

适用于哮喘咳嗽、痰黄。

配料：甘菊 5 朵，桔梗 5 克，梨 1 个，冰糖 5 克。

做法：甘菊、桔梗洗净，加 1200 毫升水，煮沸。转小火继续煮 10 分钟，去渣留汁，加入冰糖搅拌均匀，放在一旁冷却。梨洗净，去皮切丁，加入放凉的甘菊水。

◉ 银花麦冬茶

适用于咳嗽。

配料：金银花 1.5 克，麦冬 3 克，生甘草 3 克，胖大海 2 颗。

做法：放入茶杯，热水焖泡。每天服用 1 ～ 2 次。

◉ 罗汉果雪梨茶

适用于咳嗽。

配料：雪梨 1 个，罗汉果 1 枚。

做法：雪梨去皮去核、切丁，罗汉果洗净，与梨块一起放入锅中。

加适量水，煮沸后转小火煮 30 分钟。每日代茶饮。

◇ 葱姜粥

适用于风寒型过敏性鼻炎。

配料：粳米 100 克，姜 5 克，大葱 7 根，米醋 10 毫升。

做法：锅中加入糯米和生姜，添水煮粥。粥快煮好时加葱，最后加入米醋。

◇ 鸡肉姜枣粥

适用于风寒型过敏性鼻炎。

配料：红枣 10 粒，大葱 5 根，鸡肉 100 克，香菜、姜各 10 克，粳米 100 克，食盐适量。

做法：将粳米、鸡肉、姜、红枣煮熟。粥熟后，加入盐、葱白和香菜调味。

◇ 菊花桑叶粥

适用于风热型过敏性鼻炎。

配料：菊花、桑叶各 15 克，粳米 60 克。

做法：将菊花、桑叶用水煎煮，去渣取汁，加入粳米煮粥，每日服用 1 次。

◇ 核桃姜水

适用于肺肾阳虚型过敏性鼻炎。

配料：生姜 3 克，核桃仁 10 克。

做法：姜洗净切片备用。将核桃放入锅中，加入 500 毫升水，煮 20 分钟后加入姜片，再煮 5 分钟。每日服用 1 次。

◇ 山药百合粥

适用于胃气虚、胃阴虚。

配料：山药 60 克，百合 30 克，红枣 10 颗。

做法：将上述 3 种食材放入锅中熬煮。

◉ 竹茹粳米粥

清热益胃，有效缓解胃热。

配料：竹茹 50 克，粳米 50 克。

做法：将竹茹放入水中煎 15 ～ 20 分钟，去渣留汁，加入洗净的粳米煮粥。

◉ 胡萝卜玫瑰红糖水

疏肝健胃，适用于肝气犯胃。

配料：白萝卜 250 克，玫瑰 20 克，红糖适量。

做法：将白萝卜、玫瑰捣碎成汁，加入红糖，用开水冲服。

◉ 干姜陈皮粉

温脾祛湿，适用于脾虚湿盛。

配料：干姜 20 克，陈皮 40 克，红糖 10 ～ 50 克。

做法：将干姜、陈皮磨成粉末。红糖加水溶解，煮开，加入干姜皮粉末，沸煮 5 分钟。晾干，制成粉末。每次 10 克，每日 3 次，用温水冲服。

◉ 陈皮饮

健脾行气，适用于脾胃气滞。

配料：陈皮 60 克。

做法：陈皮加 500 毫升水，煮 2 ～ 3 分钟。随时饮用，或嚼食陈皮。

◉ 香蕉菠菜粥

清热解毒，润肠通便，适用于便秘。

配料：香蕉 100 克，水菠菜 100 克，粳米 50 克。

做法：一起煮粥。

◉ 槐花汤

凉血止血，清热解毒，适用于便血。

配料：槐花 10 克，甘草 3 克。

做法：将食材洗净，沥干水分，放入保温容器中，倒入 700 毫升开水，小火焖泡 15 分钟，待凉后取汤饮用。

◎ 花茶

促进气血运行，适用于面色暗淡。

配料：玫瑰花 3 克，茉莉花 3 克，牡丹花 3 克，红花 2 克。

做法：开水泡茶。

◎ 冬瓜大米汤

清热利尿，适用于水肿。

配料：冬瓜 350 克，大米 50 克，白糖适量。

做法：冬瓜洗净切块，大米洗净，与冬瓜同煮成汤，放入适量白糖。

◎ 西洋参炖鸭

益气滋阴，适用于疲劳乏力。

配料：西洋参 5 克，水鸭 120 克，生姜 1 片。

做法：水鸭去毛切块，焯水，西洋参洗净切片，连同生姜放入炖锅。加 250 毫升水，文火炖 2 小时。每天喝两次。

◎ 桂皮粥

温补肾阳，促进血液循环和排尿，适用于肢体畏寒。

配料：桂皮 3 克，粳米 100 克，红糖适量。

做法：桂皮煮汁，粳米洗净煮粥，粥煮开后加入桂皮汁和红糖，煮至粳米软烂。

◎ 羊肉虾米汤

补肾壮阳，适用于老年肾虚阳痿。

配料：羊肉 50 克，虾米 25 克，生姜 5 片。

做法：羊肉洗净切成块，加水小火慢炖。羊肉熟后，加入虾米和生姜，煮熟后加入少许盐和味精。

◈ 葱白生姜水

适用于寒冷引起的痛经和胃痛。

配料：生姜 8 片，葱白连同葱根 6 段。

做法：食材放入锅中，加 800 毫升纯净水，煮沸后转小火炖 5 分钟，去渣留汁，加红糖调味。可以立即缓解疼痛和轻微瘀滞，需要时每日 1～2 次。

◈ 玫瑰茶

放松精神，改善情绪，适用于紧张引起的经前综合征。

配料：干玫瑰花蕾 10 枚，有机蜂蜜适量。

做法：加 600 毫升水煮沸，转小火炖 5 分钟，滤入杯中，加入有机蜂蜜调味。月经前一周可每天服用。

◈ 乌鸡人参枸杞汤

强化脏腑，适用于疲劳、营养不良、肝肾功能弱等各种虚证。

配料：乌骨鸡 1 只，人参 18 克，枸杞子 45 克，纯净水 1200 毫升。

做法：将所有材料放入大锅中，煮沸，文火炖 40 分钟。用生姜片、青葱一片、黑胡椒和海盐调味。有滋补功效，能促进阴阳平衡，增强免疫力，为身体提供天然激素。非常适合肾虚和肝虚的更年期患者。乌骨鸡是一种美味、营养的食物。

◈ 绿豆粥

清热解毒，平衡身心，帮助排出体内毒素，适用于减肥。

配料：绿豆和大米各 200 克。

做法：食材倒入锅内，加 1600 毫升水，煮沸后转小火再煮半小时。可用荞麦、小米或大麦代替大米。

◈ 薏仁糙米粥

适用于脾虚者减肥。

配料：薏苡仁、糙米各 200 克。

做法：食材煮前浸泡 1 小时，然后沥干水分，放入锅中，加 1600 毫升水，煮沸后小火再煨 1 小时左右或直至食材变软。

◎ 番茄蔬菜汤

适用于食欲旺盛、血糖不稳定者减肥。

配料：番茄、洋葱、胡萝卜、芹菜、卷心菜适量。

做法：以番茄为主料，加入等量的洋葱、胡萝卜、芹菜、卷心菜、纯净水和一些草药，如姜、迷迭香或百里香。加入黑胡椒，辣椒，慢炖一小时。食用 5 ～ 7 天，每顿不限量。

有一对 70 多岁的夫妇，体重超重、血糖水平略高，食用番茄蔬菜汤两周，每人减重约 10 斤。

◎ 大麦水

消肿利湿，适用于饮食积滞者减肥。

配料：大麦 30 克，纯净水 1000 毫升。

做法：食材放入锅中，煮沸，转小火炖 1 小时左右，滤入杯中趁热饮用。

◎ 银耳木耳汤

清热润肺，补肾养阴。

配料：银耳、木耳各 10 克。

做法：将银耳、木耳用温水浸泡，去梗和杂质，洗净放入容器中，加入适量水蒸 1 小时。吃银耳、木耳并喝汤，每日 1 次。

◎ 枸杞蛋饼

补肾养阴，益精明目。

配料：枸杞子 10 克，鸡蛋 2 个。

做法：鸡蛋打入碗中，加入洗净的枸杞子和适量水，用力搅拌，隔水蒸熟。每天服用 1 次，坚持 10 ～ 15 天。

❀ 人参芦笋粥

滋阴益气。

配料：人参 6 克，芦笋 30 克，粳米 100 克。

做法：将人参、芦笋切成薄片，加水煮 20 分钟，再加入粳米煮粥。每天早晚各服 1 碗，坚持 7 ～ 10 天。

❀ 鲜奶核桃糊

补脾补肾，温阳养阴。

配料：牛奶 1000 克，炒核桃仁 40 克，生核桃仁 20 克，粳米 50 克。

做法：粳米洗净，用水浸泡 1 小时，取出沥干。把 4 种食材放在一起，用搅拌机研磨。锅内加水烧开，一边搅拌一边慢慢将牛奶核桃糊倒入锅中。盛出即可食用。坚持 3 ～ 4 周。

❀ 决明枸杞茶

决明子和枸杞子均有降肝火的功效，枸杞子还可以起到滋补肝、肾和脾虚的作用。

配料：决明子 50 克，枸杞子 15 克，冰糖 30 克。

做法：决明子翻炒后捣碎，与枸杞子、冰糖一起放入茶壶中，倒入适量沸水，盖上盖子焖 15 分钟，作茶饮随时饮用，每天 1 剂。决明子可在任何中药店买到。

注：此配方中添加冰糖不仅可以改善口感，还可以滋阴补水。但是糖尿病患者不宜服用冰糖，可以仅用枸杞子和决明子制作茶饮。

❀ 山药枸杞鸡汤

山药补脾肾，枸杞子补肝肾。既养脑又补气补血。香菇味美，营养丰富，能够提高免疫力、预防疾病。

配料：有机全鸡 1 只，香菇 10 颗，枸杞子、山药各 30 克，米酒 200 毫升，海盐、生姜、胡椒、葱适量。

做法：将香菇、枸杞子、山药、米酒、生姜和鸡肉一起放入锅中，加水没过食材，煮沸后转小火，盖上锅盖炖 40 分钟。撒些海盐、胡椒和葱末调味。可供 8 ～ 10 人食用。

◈ 花粉蜂蜜茶

富含治疗和预防疾病的天然成分，同时有效地提供人体必需的脂肪酸、氨基酸和微量元素。

配料：蜂花粉 6 克，蜂蜜 10 克。

做法：食材放入一只大杯子中，然后将 500 毫升热水（但不沸腾）倒入杯子，搅拌均匀，立即饮用。可用 10 克蜂王浆替代蜂花粉。

◈ 人参三七茶

补充能量，疏通血瘀，适用于阿尔茨海默病和血管性痴呆。

配料：人参 5 克（切片），三七 5 克（切片）。

做法：食材放杯中，倒入沸水，盖上盖子泡 10 分钟。温水全天续杯。可每天服用。

◈ 八宝茶

适用于气血虚弱。

配料：黑米 50 克，糯米 50 克，大麦 30 克，芸豆 30 克，红豆 30 克，绿豆 30 克，红枣 5 颗，莲子 10 颗，花生 15 颗，桂圆 5 颗。

做法：食材放杯中，加入约 1000 毫升沸水，盖上盖子泡 10 分钟。可用温水全天续杯。每种食材的用量可自行调整。

附录 2：五行元素备忘录

○ ○ ○

五行元素对应关系见下表（表 24）。

表 24　五行元素表

五行	木	火	土	金	水
五脏	肝	心	脾	肺	肾
五腑	胆	小肠	胃	大肠	膀胱
五情	怒	喜	思	悲	恐
五色	青	赤	黄	白	黑
五味	酸	苦	甘	辛	咸
五季	春	夏	长夏	秋	冬
五气	风	暑	湿	燥	寒
五官 / 五感	眼 / 视觉	舌 / 语言	口 / 味觉	鼻 / 嗅觉	耳 / 听觉
五体	筋	脉	肉	皮	骨
五华	爪甲	面	唇	毛	发
五液	泪	汗	涎	涕	唾
五音	角	徵	宫	商	羽
五声	呼	笑	歌	哭	呻
五臭	臊	焦	香	腥	腐

续表

作用	生发	沸腾	纳化	清肃	收敛
组织、生理功能	筋膜，促进消化、疏通气机、行经、调节睡眠	神志、血脉，血液循环	肌肉，参与免疫、消化吸收、新陈代谢、统血生血	皮肤、毫毛，呼吸、通调水道	骨骼，生长发育、生殖、性功能
精神、心理方面功能	魂，想象、决策、战略、判断	神，意识、思维、认知、情感、言说、主动	意，思想、想法、意图、推理	魄，原则、秩序、敏感、约束	志，动力、决心、意志、技巧、统筹
精神品质	爽直豪迈	激情奔放	雍容平易	多愁善感	坚定不移
患病迹象	叹气、抑郁	丧失意识、癫狂	不思饮食、腹泻	咳嗽	性功能障碍
五谷、五菜	麦、韭	黍、薤	稷、葵	稻、葱	豆、藿

致谢

本书得以成稿，离不开团队的齐心协力。参与本书编著的所有成员发挥各自优势，全情投入本书，在此过程中不断磨合。抱着勾勒出中西医融合、互补的蓝图这一想法，我们发现著书的过程既艰难又有趣。

这一目标的实现也离不开优莎纳（USANA）团队的支持。借此机会，我们要感谢罗伯特·辛诺特博士、田俊强博士、罗兰多·马德拉博士和艾玛·达文波特（Emma Davenport）对本书做出了重要的贡献和提出的宝贵意见。特别鸣谢田博士，他在中医和西医方面丰富的经验使《阴阳游》一书贴近生活，生动有趣。还要感谢辛迪·耶利（Cindy Yearley）对本书进行专业准确的编辑，维洛·威迪（Willow Withy）提供设计概念，以及讯息联络团队的肖恩·德伯（Sean Derber），杨涤尘（DiChen McCoy）、丹·马库加（Dan Macuga）以及陈晓洲女士，正是他们在幕后孜孜不倦的付出，本书才得以出版。

本书中医基本原理相关的内容得到了王军、史建平和吴俊荣等优秀顾问的鼎力支持。

感谢纳迪娅·陈（Nadia Chen）绘制了精美的插图，从艺术视角捕捉中医精髓。还要感谢泰德·斯派克尤加（Ted Spikeryoga）用幽默风趣、简单易懂的语言讲述中医，引人入胜。

徐安龙在此感谢北京中医药大学同事的大力支持，为本书提供的重要信息。他们一直致力于建设世界一流的临床、教育和研究机构的精神令人敬佩。中医专家王乐鹏博士将中医实践经验娓娓道来，让西方观众也能感受中医之美。唐民科博士和袁凯博士贡献了自己在中医相关的国际经验和专业知识，在此一并感谢。同时特别鸣谢研究小组黄光瑞博士、甄建华博士、贾文瑞博士、孙玉秀博士和赵鹏飞博士提供的帮助。

本书由中西方团队共同创作，在翻译时为了体现西方创作团队的写作风格，保留了其特色的语言习惯和贴近生活的口语化表述。书中疏误之处，敬请广大读者提出宝贵意见和建议。